LE BLEU DE MÉTHYLÈNE

AVERTISSEMENT

Les renseignements contenus dans ce livre sont donnés à titre informatif. Ils ne sont pas destinés à remplacer un avis médical ou une prescription et ne doivent pas être utilisés pour diagnostiquer ou traiter un problème de santé. Toutes les questions concernant votre santé requièrent une supervision médicale. L'auteur et l'éditeur déclinent toute responsabilité en cas d'événement dommageable qui pourrait être lié à l'utilisation des informations contenues dans ce livre.

Ouvrage publié sous la direction d'Elvire Sieprawski
Édition : Élisabeth Boyer
Mise en page intérieure : Frédéric Voisin
Infographies : Noémie Cesarone
Couverture : Valérie Ferrer
Photos couverture : © Shutterstock

Dépôt légal : 4e trimestre 2024
ISBN : 978-2-36549-830-2
ISBN ebook : 978-2-36549-831-9

www.thierrysouccar.com

Imprimé et façonné par en France par Dupliprint (Mayenne)

Dr Laurent Schwartz

LE BLEU DE MÉTHYLÈNE

Sommaire

Introduction

Je viens du monde du cancer. Depuis plus de quarante ans, j'accompagne des patients incurables. Pour les aider vraiment, il fallait comprendre la vraie nature du cancer. Cette maladie n'est pas le combat du bien contre le mal, comme on se plaît souvent à la présenter. Elle ne s'explique pas non plus par des cellules qui seraient soudain devenues folles, comme on l'entend souvent. Le cancer est lié à une fermentation du sucre.

J'ai présenté dans plusieurs articles scientifiques une approche novatrice de la maladie : lever la fermentation cancéreuse limite la croissance tumorale. Sur cette base, nous avons abouti à un traitement efficace. Il s'agit d'un traitement métabolique puisqu'il cible le métabolisme des cellules cancéreuses. Ce n'est pas encore la panacée et les cancers les plus avancés résistent encore, mais la piste est prometteuse. Au centre du traitement, il y a une molécule dont les bénéfices multiples sont connus depuis la fin du XIXe siècle : je veux parler du bleu de méthylène. Des publications scientifiques, dont certaines remontent à plus de cent vingt ans, ont décrit son efficacité dans le traitement de nombreuses maladies, en particulier de différents types de cancers. Pourtant sans que l'on en connaisse la raison, cette thérapeutique simple et non toxique a sombré dans l'oubli, remplacée par des molécules complexes au coût exorbitant.

Inventé à l'origine comme colorant, le bleu de méthylène a très vite été reconnu pour son activité anti-infectieuse. Avant la Première Guerre mondiale, il constitue le traitement de référence contre le paludisme et la lèpre. Son effet antibiotique est également employé pour soigner les cystites. À partir des années 1930, les premiers antidépresseurs dérivent chimiquement du bleu de méthylène, mais c'est surtout dans les années 2000 que la recherche médicale renoue avec cette molécule, en découvrant sa capacité à stimuler l'activité des mitochondries.

Comme beaucoup d'autres pathologies connues, le cancer est une maladie du métabolisme liée à un dysfonctionnement des mitochondries. Or, le bleu de méthylène peut cibler sélectivement les cellules dont le métabolisme est dysfonctionnel. C'est sans doute ce qui explique les nombreuses vertus curatives de cette molécule ancienne. Pour ma part, je m'y suis intéressé avant tout pour son rôle dans le traitement du cancer, mais j'ai également souhaité, dans les pages qui suivent, proposer une histoire du bleu de méthylène et de ses nombreux emplois en médecine.

L'histoire de Ghislain : déjouer les pronostics

C'est en 2017 que j'ai rencontré Ghislain Huffschmitt dans un restaurant alsacien. Atteint d'un cancer, il avait souhaité sortir des sentiers battus et avait décidé d'adapter son traitement. Je lui ai laissé la parole pour qu'il nous raconte ici son parcours.

*

Le 12 novembre 2016, de manière soudaine, je fais une hémorragie massive de la sphère ORL.

Le 1er décembre (je n'ai pas encore 49 ans), le couperet tombe : il s'agit d'un cancer métastasé de la base de la langue, inopérable, avec des soins palliatifs et une échéance de survie à trois mois. Un deuxième avis médical, puis un troisième, confirment ce diagnostic.

Je suis volontaire pour suivre des essais cliniques, mais les médecins déclinent mon offre.

Il m'est conseillé de boire et de manger aussi longtemps que je le pourrai. En complément, après l'extraction d'un quart de mes dents et la pose d'une sonde de gastrostomie, je m'apprête à suivre le parcours de soins qui m'est proposé : chimiothérapie et radiothérapie aux doses maximales.

Néanmoins, mon médecin homéopathe me dirige vers le livre du Dr Laurent Schwartz, *Cancer : un traitement simple et non toxique.* Après ma lecture, je suis convaincu par la démonstration.

Aussi, contre les avis de mon oncologue et de mon radiothérapeute, je décide de suivre, avec l'aval de mon chirurgien ORL et l'aide de mon médecin de famille, le protocole proposé par le Dr Schwartz, c'est-à-dire le traitement métabolique.

Grâce aux réseaux sociaux, je découvre, à travers de nombreux témoignages de malades touchés par le cancer et de leurs proches, qu'il est possible de déjouer les pronostics, même les pires.

Je dévore les livres les uns après les autres. Certains sont farfelus, mais la plupart évoquent le fonctionnement de la cellule cancéreuse, les mitochondries, la fermentation, les effets du sucre, l'effet Warburg, le cycle de Krebs, le traitement métabolique, etc. À l'époque, quelques ouvrages évoquent aussi l'alimentation cétogène.

Très vite, je choisis de devenir acteur de ma santé. C'est difficile, car je subis la pression des médecins hospitaliers qui fuient mes questions et contestent mes choix.

À chacune de mes hospitalisations, je dois faire jouer l'article L. 1111-4 du Code de la santé publique, qui dispose que « toute personne prend, avec le professionnel de santé, et compte tenu des informations et des préconisations qu'il lui fournit, les décisions concernant sa santé. *Toute personne à le droit de refuser ou de ne pas recevoir un traitement* ».

Dès lors, je refuse les repas fournis par l'hôpital (trop de sucre et de produits transformés), ainsi que l'administration de perfusions de glucose.

Peu après, je conteste les repas qui doivent m'être administrés par voie entérale, car ils sont à la fois hyper-sucrés et hyper-protéinés, et qu'ils m'obligent à rester branché quinze heures par jour à un distributeur automatique de denrées.

Début janvier 2017, la tumeur mesure presque 6 cm, j'ai des métastases des deux côtés du cou. En raison de la radiothérapie, je n'arrive plus à parler. J'ai une mucite de grade 3 et je produis une quantité de pus ahurissante. Le changement de régime alimentaire me fait perdre presque 1 kg par jour.

Pourtant, à la surprise des médecins, je n'ai pas de marqueur inflammatoire ni de signe de dénutrition. À la mi-février 2017, j'ai perdu 25 kg.

Fin mai, après un scanner et une IRM de contrôle, les médecins m'indiquent qu'il n'existe plus aucune trace de la tumeur. Sans plus de précision.

J'ai peur de la suite, car je sais que les cancers des voies aérodigestives supérieures présentent un taux de récidive élevé et que le pronostic de survie à moyen et à long termes est souvent défavorable.

Les séquelles des traitements restent importantes : xérostomie, hypothyroïdie, mastication et déglutition difficiles, perte d'équilibre, etc.

Je décide donc de poursuivre les changements opérés dans mon mode de vie. Je réduis drastiquement les protéines animales et les sucres, je maintiens mon poids à 75 kg et je poursuis le traitement métabolique, auquel j'associe 7 à 10 g de vitamine C par jour. En complément, durant six mois, j'associe toutes les deux heures une prise de 15 cl de dioxyde de chlore, comme le préconisent de nombreux cancéreux.

Je continue de suivre, cinq années durant, le traitement métabolique. Le sucre n'est plus mon aliment préféré ! Je découvre les bienfaits du jeûne thérapeutique (jeûne intermittent 16/8 et jeûne long – jusqu'à dix jours), une pratique encouragée par les autorités sanitaires dans certains pays comme l'Allemagne, la Suisse ou l'Espagne.

Aujourd'hui encore, je lis avec assiduité les travaux conduits en France par le Dr Schwartz et son équipe, mais aussi, à l'étranger, ceux de Thomas Seyfried, de Walter Longo, d'Eric Berg et de quelques autres.

En mars 2018, ma mère est atteinte par une récidive de myélome et son oncologue propose d'arrêter les traitements. Il se montre pessimiste sur ses chances de survie d'ici la fin de l'année. Ma mère suit le traitement préconisé par le Dr Schwartz et adopte un nouveau régime alimentaire : peu de produits transformés, de sucre et de viande, et beaucoup de légumes frais et d'oléagineux. Elle est décédée le 1er janvier 2022.

De nombreux médecins sont formels : la façon de se nourrir joue un rôle incontestable sur notre santé. Nous creusons notre tombe avec nos dents.

La qualité et la quantité des aliments que nous ingérons, la qualité de l'eau que nous buvons, de l'air que nous respirons jouent un rôle crucial sur notre santé, mais également sur le processus de guérison.

Je terminerai en citant Pierre Desproges : « La recherche a besoin d'argent dans deux domaines prioritaires : le cancer et les missiles antimissiles. Pour les missiles antimissiles, il y a les impôts. Pour le cancer, on fait la quête. »

Chapitre 1

Le bleu de méthylène, médicament oublié

Le bleu de méthylène est un colorant bleu mis au point au XIXe siècle pour l'industrie textile. Rien ne laissait prévoir à l'époque qu'il serait aussi utilisé, avec succès, par les médecins et par les biologistes !

Petite histoire du bleu de méthylène

Les apothicaires fabriquaient et commercialisaient des remèdes à base de plantes, mais il faut attendre l'essor de l'industrie pharmaceutique, au XIXe siècle, pour une fabrication à grande échelle de médicaments aux effets curatifs prouvés. Tout commence entre 1803 et 1805, avec la découverte de la morphine. Ce composé est un agent analgésique et soporifique. L'apothicaire allemand qui lui a donné un nom dérivé de celui du dieu grec des rêves, Morphée, l'a extrait de l'opium.

L'expansion de l'industrie pharmaceutique est une conséquence du développement de l'industrie chimique. Dès 1828, Friedrich Wöhler synthétise l'urée avec du cyanate d'ammonium. L'urée, molécule présente dans l'organisme, et plus précisément dans l'urine, peut être produite en laboratoire. Un chimiste peut donc imiter la nature. Très vite, de nouveaux produits chimiques sont créés.

La découverte du benzène et, surtout, la compréhension de sa structure par Friedrich Kekulé en 1865 constitue une autre avancée majeure. Cette molécule cyclique hautement insaturée est très réactive.

À la même époque, l'industrie chimique allemande essaie de mettre au point des teintures synthétiques à partir d'un cycle benzénique (on parle aussi d'anneau aromatique de benzène ou de noyau benzénique). La découverte de l'aniline, un dérivé du benzène, va permettre le développement industriel de colorants de synthèse, regroupés très tôt sous le nom *Teerfarben* (mot allemand qui signifie littéralement « colorants de goudron »).

L'aniline est un liquide huileux incolore, à l'odeur désagréable et facilement inflammable. Il s'oxyde lentement au contact de l'air pour former une résine rouge-brun. À l'origine, son intérêt commercial réside dans sa capacité à teindre des tissus avec un bon rendement. En 1856, la découverte accidentelle de la mauvéine, au cours d'une manipulation d'aniline, a permis de créer des centaines d'autres colorants. Dès les années 1870, on parle de « colorants à l'aniline » pour désigner les teintures de synthèse et les encres liquides dérivées du benzène.

Cette innovation est une réussite à la fois scientifique et financière. L'histoire de la Badische Anilin und Soda Fabrik (BASF) commence en 1865, avec une trentaine d'employés qui produisent de l'aniline, de la soude et d'autres colorants dérivés du goudron. C'est la naissance de l'industrie chimique allemande – l'une des plus puissantes du monde aujourd'hui encore. La BASF a vite compris que l'intérêt des dérivés du benzène ne se limitait pas à l'industrie teinturière. De nombreux médicaments sont synthétisés, à commencer par le paracétamol (un dérivé de l'aniline). Les dérivés du benzène permettent aussi d'élaborer des pesticides et des explosifs.

Le point commun entre les premiers médicaments, les pesticides et les explosifs est l'anneau aromatique de benzène, facile à fabriquer.

Un pigment bleu pour remplacer l'indigo

Le bleu de méthylène est le plus ancien médicament de synthèse, mis au point avant même l'aspirine. Heinrich Caro l'a fabriqué en 1876 pour la firme BASF. Ce chimiste allemand travaillait avec Friedrich Baeyer, prix Nobel de chimie en 1905, pour élaborer des pigments bleus. Très rare dans la nature, le bleu est en effet la couleur la plus difficile à synthétiser.

Le bleu de méthylène est la plus ancienne drogue de synthèse.

Le but de Caro et de Baeyer est de trouver un substitut brevetable de l'indigo, qui est alors seul pigment bleu disponible pour l'industrie teinturière, extrait par fermentation et hydrolyse d'une plante exotique, l'indigotier. Ce pigment est une source majeure de profits pour l'Angleterre, qui contrôle alors les Indes et a donc un monopole sur l'indigo. Caro reprend les travaux du chimiste Charles Lauth, qui avait synthétisé un colorant violet par l'oxydation de la méthylaniline. Malheureusement, les rendements n'étaient pas bons. En 1876, Caro réussit à produire le bleu de méthylène en quantités importantes et dépose un brevet en 1877 en Allemagne, puis en 1878 aux États-Unis.

Le bleu de méthylène est une molécule simple. La fusion de deux cycles benzéniques avec un atome d'azote et un atome de soufre conduit à un composé aromatique tricyclique. Caro l'a nommé « bleu de méthylène » par analogie avec d'autres teintures de l'époque, comme le bleu de Prusse. Ce colorant n'a aucun lien avec l'île grecque de Mytilène ni avec la molécule de méthyle. Nous savons désormais qu'il s'agit du chlorure de méthylthioninium, une phénothiazine.

Aujourd'hui encore, le bleu de méthylène est utilisé dans l'encre des stylos. Quand on l'acidifie, il change de couleur pour devenir transparent : c'est sur ce principe que repose l'action des effaceurs d'encre. Cette instabilité a empêché qu'il puisse être exploité comme colorant textile (en 1880, la BASF mettra au point une synthèse de l'indigo qui rencontrera un grand succès auprès de l'industrie teinturière). Le bleu de méthylène reste cependant utilisé dans l'industrie agroalimentaire ou dans les articles de farces et attrapes : si on l'ingère, l'urine prend une couleur bleue intense.

Parallèlement, la BASF se diversifie dans l'industrie pharmaceutique naissante et teste alors le bleu de méthylène dans le champ médical. La Bibliothèque nationale de France conserve ainsi près d'une centaine d'ouvrages écrits au XIXe et au début du XXe siècle par des médecins qui utilisaient le bleu de méthylène pour traiter une grande variété de maladies.

L'indispensable brevet d'exploitation

En 1932, l'entreprise Bayer, qui faisait partie de l'IG Farben, géant allemand de l'industrie chimique, synthétise d'autres colorants, dont le Prontosil, un autre dérivé du benzène qui produit une couleur rouge bordeaux. Chez la souris, le Prontosil est efficace dans le traitement des infections. Les résultats cliniques sont positifs mais la communauté médicale ne réagit pas. Les médecins ne font alors confiance qu'aux vaccins pour prévenir les infections.

En 1936, Delano Roosevelt Jr, l'un des fils du président des États-Unis, souffre d'une grave infection ORL et les médecins estiment qu'il est condamné à mourir très bientôt. Un professeur de Harvard, au fait de la littérature scientifique sur le sujet, tente le Prontosil en dernier recours et sauve le jeune homme.

L'entreprise française Rhône Poulenc a tenté de contourner le brevet de Bayer, car elle a compris que le Prontosil est un promédicament (ou prodrogue), c'est-à-dire un composé biologiquement inactif qui peut être métabolisé dans l'organisme pour produire un médicament. L'ingrédient actif du Prontosil est un sulfamide.

Les sulfamides sont aussi efficaces que le Prontosil, mais plus faciles à fabriquer. Surtout, ils ne peuvent pas être brevetés, car ils ont été synthétisés depuis longtemps. Comprenant les ressorts du marché, les industriels essaient de mettre au point de nouveaux médicaments en liant chimiquement le sulfamide à d'autres molécules. Ils donnent ainsi naissance à des centaines de sulfamides de deuxième génération, qui sont brevetables et peuvent alors être vendues sans crainte de la concurrence. Si le Prontosil n'a pas réussi à générer les bénéfices escomptés par Bayer et qu'il a été vite éclipsé par les nouveaux sulfamides, puis, à partir de la fin des années 1940, par la pénicilline et d'autres antibactériens à large spectre, il est resté sur le marché jusque dans les années 1960.

En 1937, plus de 100 personnes décèdent après avoir ingéré l'« élixir sulfanilamide » fabriqué par l'entreprise américaine S.E. Compagnie Massengill, dans le Tennessee. Le produit est une combinaison de sulfamides et de diéthylèneglycol, un solvant toxique aujourd'hui largement utilisé comme antigel. Selon les lois de l'époque, le fabricant a pu être poursuivi en justice parce qu'il avait commercialisé le produit comme « élixir », ce qui implique une solution dans l'éthanol. Or, ce n'était pas le cas. Pour répondre à cet épisode, le Congrès américain a adopté en 1938 le Federal Food, Drug and Cosmetic Act, qui exige – pour la première fois – des preuves qu'un médicament ne présente pas de risque avant sa mise sur le marché. La FDA (Food and Drug Administration) est née et, avec elle, le contrôle par le gouvernement des médicaments et de leur publicité.

L'essor de la biotechnologie et la course aux profits

Jusque dans les années 1980, les industriels découvrent régulièrement de nouvelles molécules. Ils peuvent breveter ces molécules simples et poursuivre les essais cliniques pour améliorer leurs marges bénéficiaires. Mais le nombre de molécules simples est limité. Pour prospérer, il faut inventer des médicaments de plus en plus complexes. Qui dit molécules complexes dit risque plus élevé d'effets secondaires. Les molécules complexes sont en effet dégradées dans le corps en un nombre important de métabolites ayant chacun une action propre.

L'industrie pharmaceutique va donc allouer des ressources importantes à de nouvelles catégories de molécules complexes. Les années 1990 voient l'explosion de la biotechnologie. Une nouvelle classe de médicaments apparaît. C'est une façon radicalement différente de concevoir l'industrie pharmaceutique.

Les traitements sont de plus en plus difficiles à produire et ciblent des mécanismes d'action spécifiques. Leur conception est également beaucoup plus coûteuse, mais elle est susceptible de générer d'énormes profits.

Un ralentissement de la croissance du cancer n'est pas synonyme d'une augmentation de la survie.

Un médicament doit à la fois être efficace et raisonnablement sans danger. L'industrie pharmaceutique veut un retour sur investissement rapide. Dans le cas d'un traitement contre le cancer, elle n'a pas besoin de prouver une augmentation de la survie, mais simplement de suggérer un retard dans l'apparition des métastases. Pourtant, un ralentissement de la croissance du cancer n'est pas synonyme d'une augmentation de la survie. En effet, lorsque le cancer deviendra résistant au traitement, il évoluera beaucoup plus vite. Le bénéfice pour le patient sera souvent nul. De même, la demande de multiples analyses de sécurité a été largement réduite.

Autrefois, l'industrie pharmaceutique embauchait les meilleurs chimistes et biologistes pour mettre au point ses médicaments. Désormais, les ordinateurs sont massivement utilisés pour la prédiction *in silico* des propriétés chimiques et biologiques des molécules. Les coûts de développement diminuent tandis que les bénéfices augmentent. Le recrutement de leaders d'opinion au sein des sociétés savantes est une autre tendance majeure. Les conséquences sont une infiltration financière, par l'industrie pharmaceutique, des autorités sanitaires et des revues médicales influentes.

Les atouts du bleu de méthylène en médecine

Le bleu de méthylène n'a jamais disparu de la pharmacopée. Aujourd'hui encore, tout chariot d'urgence en contient : en cas d'empoisonnement au cyanure, hautement toxique pour la respiration cellulaire, le médecin réanimateur injecte du bleu de méthylène dans la circulation sanguine. Ce médicament est aussi utilisé en injection pour d'autres maladies aiguës comme la méthémoglobinémie (trouble sanguin grave déclenché par une intoxication chimique ou médicamenteuse et provoquant un défaut de transport de l'oxygène) ou le choc septique (quand un germe a diffusé des toxines dans le sang), et les essais montrent une amélioration de la survie. Cette forme intraveineuse bénéficie d'une autorisation de mise sur le marché (AMM). L'entreprise marseillaise Provepharm, fondée par des anciens de Sanofi, possède d'ailleurs plusieurs AMM pour le bleu de méthylène injectable dédié à la réanimation.

Par ailleurs, le bleu de méthylène est utilisé fréquemment en chirurgie, pour tester l'étanchéité d'une suture ou une perméabilité tubaire dans les trompes de Fallope.

Surtout, cette molécule a servi de base à de nombreux médicaments synthétisés entre 1930 et 1960, notamment les sulfamides antibiotiques, les antidiabétiques, les diurétiques, la chloroquine, la chlorpromazine et les antidépresseurs de première génération.

Les médecins ont très vite testé cette molécule sur différentes pathologies. Les bénéfices les plus importants ont été observés dans quatre domaines en particulier : les maladies infectieuses, la psychiatrie, les maladies du cerveau et le cancer.

Un médicament efficace contre les infections

Paul Ehrlich, prix Nobel de médecine en 1908, a été le premier à tirer parti du bleu de méthylène pour teindre les coupes tissulaires. Jusque-là, il n'existait pas de colorants permettant de visualiser les cellules, en particulier les cellules inflammatoires, comme les lymphocytes. Surtout, la coloration au bleu de méthylène préserve les mécanismes biologiques, imprégnant les micro-organismes sans les détruire ni altérer leurs propriétés[1].

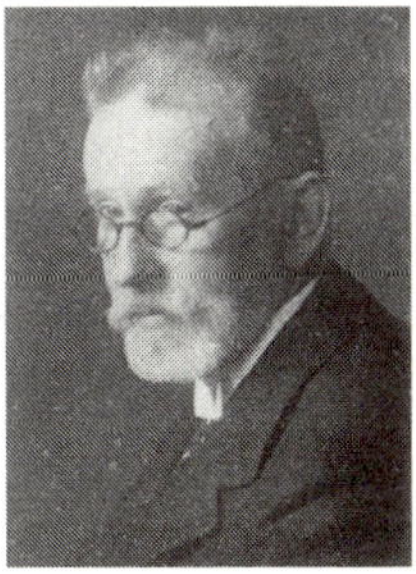

Paul Ehrlich (1854-1915), prix Nobel de médecine 1908. DR

En 1891, alors qu'il rentre d'un voyage en Égypte où il a pu observer les ravages du paludisme, Ehrlich entreprend de colorer les souches *Plasmodium falciparum*, parasite à l'origine de la maladie. Il constate que le bleu permet de teindre le parasite, mais aussi de l'éliminer. Et il guérit ainsi deux patients atteints de paludisme.

Des livres anciens rapportent l'activité du bleu dans le traitement des maladies infectieuses, fléau majeur avant la Première Guerre mondiale, alors qu'il existe encore peu de médicaments disponibles. Voici ce que l'infectiologue brésilien Miguel Couto écrit en 1894 :

> *« Proclamée avec enthousiasme par les uns, niée et combattue par les autres, la réputation du bleu de méthylène dans le traitement de l'impaludisme n'arrive qu'à occuper un rang secondaire et sans éclat parmi les succédanés de la quinine. Nous avons fait les premiers essais avec le bleu de méthylène en 1893 et, dès lors, les circonstances se sont multipliées pour nous démontrer la valeur de ce médicament.*
>
> *Une grande épidémie de fièvres paludéennes se développa dans une île de la baie de Rio de Janeiro. La population était atteinte partout et les accès et les décès se multipliaient, malgré l'emploi* – larga manu – *de la quinine ; c'est alors que nous eûmes l'idée de donner à un de ces malades le bleu de méthylène. Le résultat fut si éclatant que la nouvelle se répandit rapidement de l'existence d'un remède bleu miraculeux, comme on le nommait.*

Nous pourrions citer de nombreux faits semblables de malades qui, venant de l'Amazonas, atteints d'impaludisme rebelle et qui, nonobstant l'emploi de la quinine et l'éloignement du foyer d'infection, ne se sont guéris qu'avec le bleu de méthylène ; nous ne le ferons pas, cependant, pour éviter la monotonie de ces citations.

Dans notre clinique de la Misericordia, on n'emploie pas d'autre médicament contre le paludisme. Nous l'appliquons à la dose moyenne de 0,50 pro die, *et à dose décroissante après le dixième jour d'apyréxie.*

Nous pouvons citer trois cas récents d'accès pernicieux traités, deux de la forme comateuse et un de la forme convulsive. Sous l'influence exclusive du bleu de méthylène, en injections endo-veineuse, répétées trois fois par jour, sans aucune autre médication, les phénomènes pernicieux de nos malades ont disparu et ils sont sortis de l'hôpital complètement guéris.

Donc, en toute justice, le bleu de méthylène mérite d'être placé dans la thérapeutique du paludisme, sur le même rang que la quinine, comme un vrai spécifique[2]. »

Ehrlich est considéré comme le père de la chimiothérapie, au sens de traitement des maladies par les substances chimiques. Il rêve de molécules capables de traiter les maladies. C'est là une notion révolutionnaire, car les médicaments n'existent pas encore.

Le bleu de méthylène a été testé avec succès contre la tuberculose, la lèpre et le paludisme. La codification des doses reposait largement sur l'empirisme : par exemple, en application dans le cas de la lèpre, le critère était que la peau ne soit pas bleue.

Pendant la Seconde Guerre mondiale, l'armée américaine en opération dans le Pacifique a utilisé le bleu de méthylène pour prévenir ou traiter le paludisme. En 1943, le général Douglas MacArthur a d'ailleurs déclaré : « Pour une division qui combat, je ne peux pas en avoir une seconde à l'hôpital avec le paludisme, et une troisième qui se remet de la maladie. » Comme les doses employées étaient importantes, les soldats se plaignaient d'uriner bleu. La conjonctive (membrane de l'œil) devient également bleue.

Le bleu de méthylène reste un traitement reconnu contre le paludisme, mais il est désormais employé à des doses plus faibles (300 mg à 1 000 mg/jour pour un adulte[3]). En raison de son efficacité, l'Organisation mondiale de la santé considère, encore aujourd'hui, le bleu de méthylène comme un médicament essentiel pour lutter contre le paludisme[4]. Et les essais thérapeutiques modernes confirment son efficacité (seul ou en combinaison avec d'autres antipaludéens).

Cependant, l'activité anti-infectieuse du bleu de méthylène ne se limite pas au paludisme. Nos grands-parents l'appliquaient en dilution pour traiter les aphtes et les angines. Aujourd'hui, la molécule est utilisée dans le traitement de l'herpès[5], mais aussi du Covid-19 : le bleu de méthylène étant le précurseur de la chloroquine, il est logique qu'il diminue la virulence de ce virus[6].

Le bleu de méthylène en psychiatrie

Les troubles psychiatriques sont des entités hétérogènes, complexes et permanentes conduisant à une altération des capacités sociales et des fonctions cognitives. Leur cause est mal connue. Beaucoup sont la conséquence d'interactions entre le génome et des facteurs environnementaux tels que les infections, les traumatismes (physiques et psychologiques), les pollutions et le mode de vie.

On estime que seul un tiers des patients répondent aux traitements psychotropes, cependant qu'un tiers conservent des symptômes résiduels et un tiers résistent aux traitements, même bien conduits.

Avant d'analyser l'intérêt du traitement métabolique en psychiatrie, il est important de revoir la nature de ces maladies. Pour certains, les symptômes sont l'expression d'un conflit psychique (hypothèse freudienne) tandis que d'autres expliquent la maladie par un déséquilibre des neurotransmetteurs, qu'il suffirait de corriger pour que le malade aille mieux.

Dès 1911, le célèbre psychiatre suisse Eugen Bleuler (1857-1939) avance que certains troubles psychiatriques comme la schizophrénie sont des maladies vasculaires. Les lésions vasculaires peuvent avoir été causées par un traumatisme, une infection voire un stress. Mais une chose est sûre, les maladies psychiatriques, comme toutes les maladies, ont un substrat organique.

Une approche plus récente envisage les troubles psychiatriques comme la conséquence d'une inflammation du cerveau entraînant un dysfonctionnement mitochondrial. L'apparition de l'imagerie médicale a permis d'observer des atteintes organiques du cerveau dans des troubles comme la schizophrénie, la dépression ou la psychose maniaco-dépressive. Le cerveau de ces malades présente en effet des traces d'inflammation qui peuvent avoir été causées par un traumatisme, une infection, voire un stress. Le tissu cérébral est envahi de cellules inflammatoires, certains neurones périclitent et des cellules gliales (cellules qui soutiennent, protègent et nourrissent les neurones) prolifèrent. Cette inflammation est la conséquence de lésions vasculaires cérébrales. Les vaisseaux sanguins étant ainsi devenus perméables, les protéines qui y sont normalement cantonnées vont migrer vers les cellules cérébrales et provoquer une augmentation de pression osmotique. Les neurones, aux axones longs, y seront plus sensibles et vont mourir alors que les cellules gliales, plus rondes, vont profiter de cet afflux de nourriture pour proliférer. Cet afflux de protéines aura une autre conséquence : il va inhiber la mitochondrie. Or, lorsque la mitochondrie fonctionne mal, le taux d'acide lactique augmente. Chaque fois qu'on dose l'acide lactique dans le cas d'une maladie psychiatrique, on observe que ses taux sont élevés, signe d'une mauvaise digestion du sucre et d'une souffrance mitochondriale.

Prenons l'exemple de la crise d'angoisse. On sait tous qu'une respiration accélérée peut déclencher une crise d'angoisse, car l'oxygène n'a pas le temps d'arriver aux alvéoles pulmonaires. Dès 1956, des chercheurs américains dosent l'acide lactique lors des crises d'angoisse et observent qu'il est élevé[7]. En 1967, une autre étude suggère que les symptômes d'anxiété sont causés par une augmentation des taux de lactate dans le sang et les liquides organiques[8]. Depuis, il a été démontré sur des rats qu'une infusion de lactate entraînait de l'anxiété[9]. L'amygdale cérébrale détecte directement une acidose liée au lactate et une augmentation de la teneur en CO_2, déclenchant une réaction de peur.

Figure 1 : l'inflammation, un puissant cancérigène.

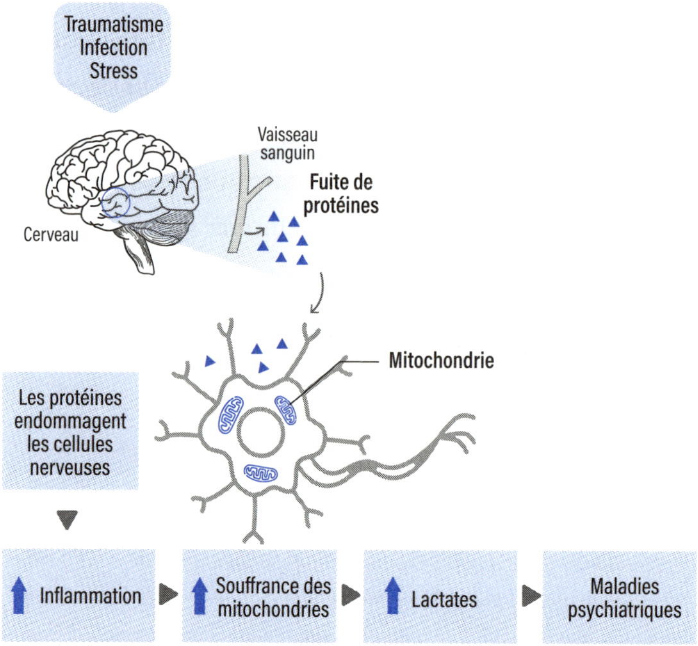

L'efficacité des médicaments anxiolytiques pour réduire les symptômes d'anxiété peut s'expliquer par leur action sur les taux de lactate. Le diazépam (générique du Valium®) stimule la respiration mitochondriale et diminue la concentration en lactate. De même, les antidépresseurs à visée anxiolytique améliorent l'activité des mitochondries et abaissent le taux de lactate.

Le tableau suivant montre que les maladies psychiatriques ont une cause organique. Dans chacune de ces maladies pourtant cliniquement différentes, l'analyse du cerveau lors d'une autopsie montre une lésion vasculaire, une inflammation et une atteinte des mitochondries. Un taux d'acide lactique élevé indique par ailleurs une souffrance mitochondriale.

Maladie	Lésion vasculaire	Inflammation	Atteinte mitochondriale	Acide lactique
Schizophrénie	Présente	Présente	Présente	Présent
Bipolarité	Présente	Présente	Présente	Présent
Autisme	Présente	Présente	Présente	Présent
Dépression	Présente	Présente	Présente	Présent
Anorexie	Présente	Présente	Présente	Non déterminé
Anxiété	Présente	Présente	Présente	Présent

L'inflammation fait le lit de la maladie psychiatrique, comme elle fait celui du cancer – nous y reviendrons plus loin. Dans les deux cas, il y a souffrance mitochondriale et sécrétion d'acide lactique : c'est ce qu'on appelle l'effet Warburg, dont nous parlerons plus loin.

L'utilisation du bleu de méthylène dans le champ de la psychiatrie n'est pas nouvelle. Ainsi, dès 1899, le médecin italien Pietro Bodoni, après avoir découvert les travaux d'Ehrlich qui montrent que le bleu se fixe sur les neurones, teste une injection en intramusculaire sur des malades atteint de psychose et observe une action sédative[10]. Un autre auteur, Sainsbury, confirme l'effet hypnotique du bleu, mais note que les patients urinent bleu et donc tachent leurs vêtements[11]. Son travail ne sera pas repris, car d'autres médicaments plus puissants viennent d'être découverts : les barbituriques.

En 1938, le bleu de méthylène est employé, avec succès semble-t-il, sur des malades atteints de démence précoce. Mais ces travaux rencontrent peu d'écho, car d'autres traitements se développent, comme les électrochocs et les barbituriques. Plus récemment dans les années 1970, des chercheurs ont montré que le bleu est efficace dans les troubles bipolaires (psychoses maniaco-dépressives[12]).

Les psychiatres continuent à travailler sur le bleu de méthylène et des essais cliniques ont montré son efficacité dans les dépressions[13], les troubles anxieux, la perte de mémoire, les troubles bipolaires et la schizophrénie[14]. Il permettrait également d'atténuer les troubles consécutifs à un traumatisme ou à un trouble de stress post-traumatique (TSTP[15]).

De nombreux essais thérapeutiques ont testé la valeur du bleu dans les maladies psychiatriques. Ils sont tous positifs. L'acide lipoïque, une autre molécule dont nous reparlerons au chapitre 4 et que nous associons avec le bleu de méthylène dans le traitement métabolique du cancer, minimise également la souffrance mitochondriale provoquée par l'inflammation. Cependant, malgré ces résultats, ni le bleu ni l'acide lipoïque ne sont utilisés en routine hospitalière.

Maladie psychiatrique	Bleu de méthylène	Acide lipoïque
Dépression	Rétrospectif : positif	Rétrospectif : positif
Schizophrénie	Essai randomisé : positif	Essai randomisé : positif
Bipolarité	Essai randomisé : positif	Essai sur l'animal : positif
Anxiété	Essai randomisé : positif	Essai sur l'animal : positif

Un espoir pour les maladies du cerveau

Le bleu de méthylène a aussi été proposé dans le traitement de la maladie d'Alzheimer. Sachant que le cerveau consomme 50 % du glucose et 20 % de l'oxygène fournis à l'organisme, la respiration cellulaire est essentielle pour sa santé. Là aussi, l'inflammation fait le lit de la maladie. La mitochondrie brûle mal, car l'oxygène n'arrive pas jusqu'aux neurones. Chez la souris, le bleu semble le traitement idéal de la maladie d'Alzheimer. Il diminue l'inflammation cérébrale, les anomalies de la protéine Tau et les plaques amyloïdes[16].

Cependant, passer de l'animal à l'humain n'est pas facile. En effet, la souris a un métabolisme beaucoup plus rapide, et son rythme cardiaque est de 500 à 600 pulsations par minute. Une souris doit manger fréquemment, sinon elle meurt dans les deux jours. Développées au fil du temps, des tables convertissent les doses efficaces chez la souris en doses humaines pour les essais thérapeutiques, mais tout cela reste encore très imprécis. Les données cliniques sont contradictoires, peut-être à cause des dosages différents qui sont utilisés. Dans un essai randomisé, la prescription de bleu de méthylène améliorait la mémoire et l'IRM montrait une amélioration de la perfusion cérébrale au niveau de l'amygdale, siège de la maladie d'Alzheimer[17].

Dans un autre essai non randomisé, 321 patients ont reçu une dose de 180 mg de bleu de méthylène. À la suite de cette injection, les tests neuro-psychologiques ont montré une amélioration de la fonction cognitive[18]. Cependant, ces résultats ne seront sans doute pas confirmés par un essai randomisé plus important, car les chercheurs ont besoin d'argent, et les industriels ont besoin de perspectives commerciales. Le bleu n'étant plus protégé par un brevet, la formule peut être facilement copiée. Des chercheurs ont utilisé un dérivé incolore du bleu de méthylène, le leucobleu, et fait le pari de la prudence en diminuant les doses (l'équivalent de 75 mg de bleu). Pour le groupe de contrôle, les patients ont reçu un placebo teinté de bleu à 5 mg pour colorer les urines. L'essai est négatif, car il n'a pas montré de différence significative entre les deux groupes[19].

Pour ma part, j'estime probable que le bleu puisse être efficace dans la maladie d'Alzheimer si l'atteinte n'est pas trop importante (quand la mémoire a disparu, c'est trop tard). La dose doit cependant être suffisamment élevée pour être efficace.

Pour la maladie de Parkinson, il n'y a pas de données cliniques humaines, mais le bleu semble efficace sur l'animal[20].

Qu'il s'agisse de troubles psychiatriques, de la maladie d'Alzheimer ou de Parkinson, nous retrouvons toujours la même séquence : lésions vasculaires, inflammation et souffrance mitochondriale. Et des publications concordantes, récentes comme anciennes, suggèrent l'efficacité du bleu de méthylène.

Être chercheur, c'est tendre vers un traitement novateur. Mais faire de la recherche, c'est aussi se livrer à un travail d'archéologue pour retrouver les auteurs du passé. L'essentiel des travaux sur le bleu de méthylène a été réalisé il y a plus de cent ans. Tant en cancérologie qu'en psychiatrie, de multiples publications en témoignent.

Une longue histoire dans le traitement du cancer

En 1906, dans le *Journal of the American Medical Association,* Abraham Jacobi décrit la régression (mais non la guérison) de plusieurs cas de cancers agressifs traités avec du bleu de méthylène à une dose allant jusqu'à 400 mg par jour. Le seul effet secondaire notable était une irritation vésicale (dysurie), atténuée par l'atropine.

Ses patients ont tous un cancer avancé – ce qui était la règle à l'époque, car les examens radiologiques étaient très rares. Le diagnostic était donc uniquement clinique et n'était pas confirmé, comme aujourd'hui, par une biopsie. Et la chirurgie restait alors limitée aux lésions superficielles. Jacobi a traité essentiellement des cancers du foie, du péritoine et de la vésicule biliaire, voire de l'ovaire, dont nous connaissons tous aujourd'hui le pronostic défavorable.

Jacobi rapporte en particulier le cas d'un cancer de l'ovaire qui s'est étendu au péritoine. Il traite sa patiente avec du bleu de méthylène, elle reprend du poids et peut s'occuper de sa famille. Elle mourra plusieurs années plus tard. À l'autopsie, Jacobi retrouve une tumeur de la taille d'une noix. Il conclut en disant qu'il n'a pas guéri ses malades, mais qu'il leur a permis de reprendre du poids et de mener une vie normale[21].

Dans le même article, Jacobi évoque aussi le témoignage d'un certain Dr H.R. Slack, de la ville de LaGrange (Géorgie), qui a soigné un patient atteint d'un cancer de la langue inopérable par du bleu de méthylène administré en sous-cutané. La tumeur, de la taille d'un œuf, a régressé, puis s'est stabilisée. Le patient a survécu sans symptôme pendant trois ans. Jacobi relate également le cas d'une femme atteinte d'un cancer de l'utérus ayant formé des métastases jusque dans le vagin. Elle a vécu encore sept ans après avoir été traitée au bleu de méthylène.

Abraham Jacobi, le père de la pédiatrie américaine

Abraham Jacobi est un rebelle : il s'est battu dans son Allemagne natale contre l'ordre bourgeois lors de la révolution de mars 1848, et a dû fuir son pays en 1853, après deux ans de prison. Il s'installe alors comme pédiatre à New York. De révolté, il devient notable.

En 1861, il est nommé professeur au New York Medical College, où il enseigne la pédiatrie. Titulaire d'une chaire au département de médecine de l'université de New York entre 1867 et 1870, il rejoint ensuite l'université Columbia de 1870 à 1892. Il a également présidé l'Académie de médecine de New York de 1885 à 1889. Il continuera son activité de médecin jusqu'en 1902.

En 1894, l'université de Berlin l'invite à donner des conférences sur la pédiatrie, mais il refuse de retourner en Allemagne.

Jacobi est l'un des fondateurs de *The American Journal of Obstetrics and Diseases of Women and Children*, le premier journal d'obstétrique américain (1868). Surtout, il est considéré comme le père de la pédiatrie américaine, car c'est à lui qu'on doit la création du premier hôpital pour enfants aux États-Unis, à New York en 1860.

Jacobi n'invente rien, il ne fait que confirmer des découvertes antérieures. Le médecin viennois Albert von Mosetig-Moorhof a ainsi rapporté 120 cas de cancers inopérables dont l'évolution a été ralentie par des doses élevées de bleu (200 mg/j), parfois associées à des injections à l'intérieur de la tumeur. Même s'il ne s'agit pas d'essais randomisés en double aveugle, les effets observés semblent prometteurs.

En 1893, dans sa thèse de médecine, Louis Rambaud présente également plusieurs cas de cancers soulagés par le bleu de méthylène[22]. On peut regretter toutefois que ni les doses ni la durée du traitement ne soient codifiées.

Dans un numéro de 1904 du *Poitou médical*, un certain docteur Chrétien affirme que l'on guérit les sarcomes (une forme de cancer) par le bleu de méthylène, mais que ce traitement est tombé en désuétude.

Pour Willy Meyer, médecin américain d'origine allemande, le cancer se traite en priorité par la chirurgie. Cependant, si l'intervention est impossible parce que la tumeur est trop étendue, Meyer préconise le recours aux dérivés de l'aniline, colorant dont est issu le bleu de méthylène[23]. Il utilise essentiellement du pyoktanine bleu (ou violet de méthyle), dont on découvrira plus tard la neurotoxicité.

Ces différentes publications n'obéissent pas aux standards actuels. Pour leurs auteurs, il semble évident que les malades répondent au bleu de méthylène ou aux dérivés de l'aniline. Il n'est jamais fait mention d'échec du traitement, voire d'échappement thérapeutique (ralentissement des effets bénéfiques du traitement après une certaine période d'administration).

Le cancer n'est pas encore la maladie mythique qu'elle est devenue (le fléau, à l'époque, c'est la tuberculose). À la fin du XIXe siècle, les barrières n'existent pas : le médecin est un chercheur et la loi lui permet de tester des molécules sur des malades. L'information circule lentement, dans les correspondances ou lors des congrès. Chercher des traitements est légitime, et il est logique que de simples colorants puissent agir.

Progressivement, le traitement des cancers par des colorants thérapeutiques va cependant tomber dans l'oubli, et la recherche suit ce mouvement, à l'exception notable d'un article de 1957 dans la revue *Nature,* qui rapporte le succès d'une administration en intraveineuse de bleu de méthylène pour traiter des cancers métastatiques chez le chien[24].

À partir des années 1940, la chimiothérapie s'est imposée dans la lutte contre le cancer, et les cellules touchées sont devenues un ennemi à tuer. Mais cette approche a ses limites. Depuis quelques années, avec mes équipes, nous avons suivi la piste métabolique du cancer ouverte par Otto Warburg, et nous pensons avoir trouvé un moyen de ralentir la maladie grâce au bleu de méthylène, associé à d'autres médicaments simples et bon marché. Cette thérapie peut venir compléter efficacement les traitements classiques du cancer.

Le bleu de méthylène, associé à d'autres médicaments simples, peut compléter efficacement les traitements classiques du cancer.

Les propriétés chimiques et pharmacologiques du bleu de méthylène

Le bleu de méthylène existe sous deux formes : une forme colorée et une forme incolore appelée « leucobleu » (du grec *leuco,* « blanc »). Le bleu de méthylène devient incolore en l'absence d'oxygène, et la différence entre ces deux formes est liée au potentiel rédox, donc aux électrons.

Dès le XIXe siècle, les chimistes ont l'intuition de l'existence des électrons, bien avant que les techniques modernes permettent de les visualiser. Ils parlent alors d'oxydoréduction pour désigner la réaction chimique au cours de laquelle se produit un transfert d'électron entre des espèces chimiques : l'espèce oxydée perd des électrons (oxydation), lesquels sont acceptés par l'autre espèce (réduction).

D'autres molécules que l'oxygène peuvent donner des électrons. La différence de couleur entre le bleu et le leucobleu tient à la présence ou à l'absence d'électrons : ils sont absents dans le bleu et présents dans le leucobleu. Le bleu est capteur d'électrons (donc oxydant), et le leucobleu est donneur d'électrons (donc réducteur[25]).

Figure 2 : le bleu, un oxydant à faible toxicité.

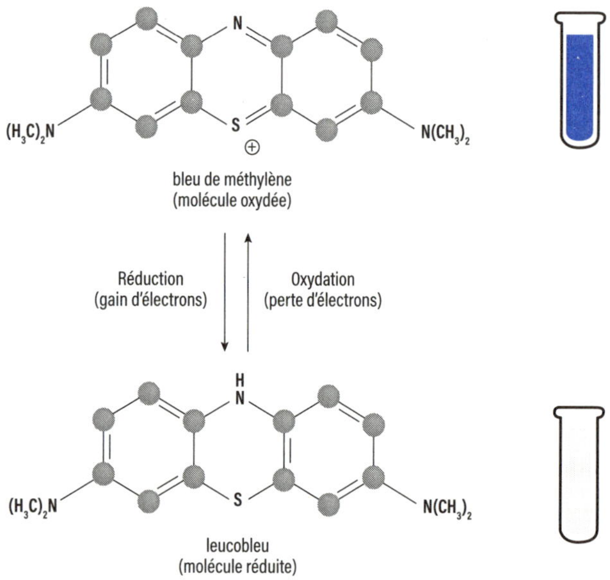

Le bleu de méthylène, ou chlorure de méthylthioninium, est un oxydant à faible toxicité : il est un *capteur d'électrons*. Sous sa forme oxydée, il est bleu. Sous sa forme réduite, il est incolore (leucobleu).

Le bleu de méthylène est donc un transporteur d'électrons qui améliore le rendement énergétique des mitochondries et qui atténue l'effet Warburg (voir chapitre 2) et la prolifération cellulaire. Dans le protocole que nous proposons (voir chapitre 4), il est associé au dioxyde de chlore, un autre oxydant à faible toxicité, largement connu pour inhiber la croissance des cellules cancéreuses (*in vitro* et *in vivo)*.

Chapitre 2

Une autre approche du cancer

Le cancer a toujours été perçu comme un adversaire insurmontable, comme l'incarnation du diable. Et le traitement de la maladie a longtemps été envisagé comme le combat du Bien contre le Mal. Un détour historique s'impose pour comprendre à quel point l'idéologie, et non la science, a guidé cette approche.

La recherche contre le cancer : un combat eschatologique

Au début du XXe siècle, la médecine est largement marquée par les figures de Robert Koch et de Louis Pasteur. C'est l'époque de la découverte des germes et des vaccins. Le cancer est donc envisagé comme une maladie similaire à l'infection, une sorte de cinquième colonne maligne. La cellule tumorale est une cellule pervertie qui, comme un germe, dévore le malade de l'intérieur. Et puisque les antibiotiques tuent les germes, les anticancéreux doivent tuer la cellule cancéreuse. Où trouver des médicaments à même de tuer l'ennemi, si ce n'est sur le champ de bataille ?

La première chimiothérapie

JD est l'acronyme qui a longtemps identifié, dans la littérature médicale, le premier patient de chimiothérapie. Celui-ci n'a ni nom, ni date de naissance, ni numéro de dossier médical. Panos Christakis, chercheur à l'université de Yale, a récemment déterré son histoire. Né en Pologne en 1894, l'homme a vécu dans le Massachusetts et a travaillé dans une usine de roulements à billes jusqu'à ce qu'il tombe malade, à l'âge de 46 ans, en août 1940. Il souffre d'une hypertrophie des amygdales associée à une douleur dans la glande sous-maxillaire droite. De multiples masses se développent, et une biopsie est pratiquée : il s'agit d'un lymphosarcome, une forme rare de cancer. En peu de temps, le lymphosarcome occupe tout le côté droit de son cou et JD ne peut à peine ouvrir la bouche.

En février 1941, le malade est adressé au centre médical de Yale pour une thérapie aux rayons X. Il subit une radiothérapie externe pendant 16 jours consécutifs, avec une réduction considérable de la tumeur et une amélioration des symptômes. Mais cette amélioration est de courte durée. En juin de la même année, JD doit subir une intervention chirurgicale pour retirer des ganglions cervicaux, complétée par une nouvelle radiothérapie pour réduire la taille des tumeurs. À la fin de l'année, celles-ci continuent de se propager. En août 1942, deux ans après l'apparition des premiers symptômes, JD souffre de détresse respiratoire, de dysphagie (difficultés et douleurs à avaler), ainsi que d'une perte de poids. Une issue fatale ne semble pas faire de doute.

Les médecins pensent alors que l'ypérite au soufre, autre nom du gaz moutarde utilisé sur le champ de bataille pendant la Première Guerre mondiale, est sa seule chance de survie. Un médecin américain spécialiste de la guerre chimique avait en effet observé que, chez les victimes du gaz moutarde, des souches de cellules à division rapide avaient été sélectivement détruites, d'où l'idée d'employer ce produit pour traiter le cancer (les cellules cancéreuses se divisent en effet plus rapidement que les cellules normales).

Le 27 août 1942, JD reçoit sa première dose de chimiothérapie, dont le dosage (à 0,1 mg/kg) est déterminé par des essais effectués sur des lapins. Il a reçu dix injections quotidiennes, avec une amélioration notée après le cinquième traitement. La biopsie à l'issue de la chimiothérapie ne révèle aucun tissu tumoral, JD peut manger et bouge la tête sans difficulté. Cependant, la semaine suivante, son taux de globules blancs et de plaquettes commence à diminuer, ce qui provoque un saignement des gencives nécessitant des transfusions sanguines. Une semaine plus tard, une nouvelle transfusion est pratiquée, car le malade produit et expectore des quantités considérables de mucus avec des pétéchies (taches rouges, violettes et brunes causées par le saignement des vaisseaux sanguins capillaires). Quarante-neuf jours plus tard, les médecins notent une reprise de la croissance tumorale et décident de reprendre la chimiothérapie. JD meurt peu de temps après[26].

Tuer à tout prix les cellules cancéreuses

Depuis le début des années 1940, le paradigme n'a pas changé : la cellule cancéreuse doit être éradiquée à tout prix, que ce soit par la chirurgie, la radiothérapie, la chimiothérapie ou, plus récemment, l'immunothérapie. Des milliards de dollars ont été investis dans cette lutte. La recherche

Le paradigme n'a pas changé : la cellule cancéreuse doit être éradiquée.

fondamentale a suivi le même chemin que la recherche clinique. Les cellules cancéreuses sont malignes et méritent donc la mort. Celles qui refusent de se suicider (apoptose) doivent être éliminées pour le plus grand bien du patient.

Des millions de molécules ont été testées pour leur capacité à tuer les cellules cancéreuses. Des millions d'essais ont été effectués sur des souris, et des milliers sur des êtres humains. Le cancer est devenu l'objet de très nombreuses recherches qui peinent cependant à trouver la solution. Et les « bulles » se succèdent. Espoir, battage médiatique, échecs. Hier la chimiothérapie personnalisée, aujourd'hui l'immunothérapie ou médecine de précision. Ce n'est pas parce qu'un traitement (souvent coûteux) est étayé par des recherches complexes qu'il fonctionne. L'immunothérapie a été suggérée dans le traitement du mélanome, un cancer de la peau agressif. Pourtant, la mortalité due au mélanome continue d'augmenter. Les médicaments les plus efficaces datent des années 1960 et 1970. Le 5-fluorouracile, pierre angulaire du traitement des cancers du côlon et du rectum, a été breveté en 1956. La doxorubicine, utilisée tous les jours dans le traitement du cancer du sein, a été approuvée en 1974. Le cisplatine, contre le cancer du poumon et du côlon, a été autorisé en 1978.

Comme les dérivés du gaz moutarde, nos médicaments de chimiothérapie cytotoxique sont dangereux. Ils tuent les globules blancs et les plaquettes. Ils provoquent nausées et vomissements. Les patients perdent leurs cheveux. Le succès apparent du traitement administré à JD est en réalité un désastre. Il a figé la recherche. Le cancer devait être tué ; il n'y avait pas d'autre option. Aujourd'hui, la chimiothérapie peut guérir plusieurs cancers pédiatriques, la maladie de Hodgkin et la leucémie, mais elle reste impuissance à guérir les plus fréquents. Malgré d'énormes efforts, quatre-vingts ans après JD, presque tous les patients atteints d'un cancer métastatique rechutent et meurent.

Il y a soixante ans, il n'existait aucune incitation financière pour investir dans la lutte contre le cancer. Le marché de la chimiothérapie était le même que celui de la constipation. Aujourd'hui, le cancer est l'investissement le plus rentable pour l'industrie pharmaceutique, car il est le meilleur moyen d'engranger des profits rapides. Les revenus des médicaments ciblant les ulcères, le cholestérol et l'hypertension artérielle ne sont plus couverts par des brevets, et la recherche n'a pas permis d'ouvrir à l'industrie le traitement des maladies neurodégénératives. En conséquence, les revenus de huit des dix médicaments les plus rentables sont liés soit au traitement du cancer, soit à celui de maladies auto-immunes étroitement apparentées. Le traitement du cancer est seul espoir d'augmenter les profits.

Certes, la chimiothérapie est efficace, mais il s'agit généralement d'un traitement palliatif. Toutes les tentatives visant à guérir le cancer ont échoué, à quelques exceptions près. Nous savons, depuis la fin des années 1960, que certains types rares de tumeurs peuvent être guéris par la seule chimiothérapie, mais la liste ne s'est pas allongée depuis. Aujourd'hui comme hier, les cancers métastatiques du sein, du poumon ou du côlon sont des maladies mortelles. Et les traitements conventionnels, à l'heure où nous écrivons ces lignes, n'offrent aucune chance de survie à long terme.

L'explication génétique du cancer

La résistance du cancer aux anticancéreux est souvent vue comme la preuve de son « intelligence ». Dans les années 1950, l'émergence et le développement des ordinateurs coïncident avec la découverte de l'ADN et du patrimoine génétique. Les scientifiques sont alors tentés de réduire les êtres vivants à un code génétique qui expliquerait tous les phénomènes biologiques, y compris les maladies. En effet, la couleur des pigments, comme celle des yeux, est codée par des gènes spécifiques, et certaines maladies proviennent d'une anomalie du patrimoine génétique. Mais l'erreur a été d'étendre ces résultats à toutes les maladies, notamment celles provoquées par le vieillissement. Aujourd'hui, cependant, on considère que seuls quelques (rares) cancers ont une explication strictement génétique. Si une anomalie héréditaire peut expliquer la survenue de certains cancers chez l'enfant ou l'adulte jeune, le facteur génétique n'explique pas les cancers les plus fréquents qui apparaissent chez les adultes ou les personnes âgées. L'approche génétique s'est donc révélée une fausse piste.

Seuls quelques cancers ont une explication génétique.

Le génome n'est qu'une pièce du puzzle. La découverte de la double hélice de l'ADN et l'avènement de l'ordinateur ont scellé le sort de la recherche fondamentale. L'ADN est un programme, comme celui d'un ordinateur. La biologie moléculaire est devenue l'outil clé de la biologie moderne, imposant l'idée que la cellule est entièrement sous le contrôle de l'ADN. Ce dogme a effacé d'autres approches plus anciennes, entraînant la fermeture progressive des laboratoires de physiologie. Aujourd'hui, les expérimentations sur les rongeurs sont interdites pour préserver le bien-être animal. Des cellules isolées et bien nourries dans des boîtes de Petri sont devenues le seul outil des chercheurs. Les détails de leur génome et de leurs protéines ont fait l'objet d'innombrables publications. Mais on est loin du patient atteint d'un cancer qui meurt de ses métastases.

À y regarder de plus près, l'hypothèse du rôle clé des gènes rappelle la croyance en la prédestination. Ceux qui y adhèrent croient que Dieu a écrit leur destin dans le Grand Livre avant leur naissance. Ils sont convaincus de n'avoir d'autre choix que de suivre et de subir ce destin. Ce serait la même chose s'il existait le gène de l'intelligence ou celui du crime : « Excusez-moi, diraient leurs porteurs, ce n'est pas ma faute, ce sont mes gènes ! » Pour certains, chaque événement de la vie peut être expliqué par le code sacré de la vie. Des centaines de publications expliquent ainsi que l'homosexualité est sans doute inscrite quelque part dans l'ADN. Certains sont d'accord avec cette hypothèse, d'autres non.

Pour de nombreux scientifiques, l'ADN contient nécessairement dans son code la maladie d'Alzheimer, le cancer ou encore l'intelligence. Cette hypothèse n'est justifiée qu'en partie. La génétique n'est responsable que de 3 % de tous les cancers du sein. Cela signifie que la plupart de ces cancers ne sont pas héréditaires. Chez les jeunes adultes, certains cancers peuvent être héréditaires et s'expliquer par la transmission d'un gène anormal, un oncogène. Le mot est apparu dans les années 1970 pour désigner ces gènes pouvant provoquer le cancer. Aujourd'hui, il n'existe pas de gènes universels du cancer, mais une centaine d'oncogènes différents jouant chacun un rôle dans certaines formes rares de cancers héréditaires, comme la leucémie. Dans l'immense majorité des cas, en revanche, les cancers du sein et du côlon ne sont pas héréditaires. Le génome du patient est tout à fait normal. Car contrairement aux cellules normales, les cellules cancéreuses ont un génome anormal, avec des centaines de milliers de mutations. Et les mutations sont différentes d'une cellule cancéreuse à l'autre. Mais la raison de cette abondance de mutations est inconnue.

L'approche génétique du cancer a conduit à des désastres. Aujourd'hui, chaque nouvelle entité chimique doit être dépistée pour déterminer les risques qu'elle a de provoquer un cancer. Pour détecter la cancérogénicité d'un composé chimique, il faut vérifier si la molécule peut cibler l'ADN. Celle-ci est considérée comme cancérigène si elle se lie à l'ADN et l'endommage. Plusieurs extraits de carotte ou de pomme de terre ciblent l'ADN et provoquent des mutations, mais sont-ils pour autant cancérigènes ? En revanche, la plupart des pesticides ciblent les mitochondries, un organite de la cellule, et non l'ADN. Ils ne causent pas des mutations, mais provoquent probablement le cancer.

La façon de percevoir le cancer doit changer

Le cancer n'est pas le combat du Bien contre le Mal, de même que la chimiothérapie ne guérit pas la plupart des cancers courants. Les mutations de l'ADN ne causent pas la plupart des cancers. Il n'y a ni bonnes ni mauvaises cellules, il n'y a pas de cellules folles et les cellules ne se suicident pas. Les lois de la physique sont responsables de l'apparition des cellules, et celles-ci sont condamnées à obéir à ces lois.

Le monde de l'étude du cancer, comme celui de la recherche sur le Covid-19, est profondément divisé. Aujourd'hui, beaucoup disent que seuls le high-tech et l'intelligence artificielle peuvent identifier une solution adaptée à chaque patient, car le cancer est une maladie complexe qui ne pourra être vaincue que par une intelligence supérieure à la nôtre. Personnellement, je ne partage pas ce point de vue. Le cancer est une maladie simple. Nous avons été trompés en pensant à son intelligence et en cherchant à innover toujours plus pour lui faire face. D'illustres prix Nobel, Otto Warburg et Albert Szent-Gyorgyi, avaient compris le cancer il y a déjà plusieurs décennies. Ils ne prônaient pas des traitements toxiques, mais une lutte contre la fermentation. Ils ne voyaient pas le cancer comme une maladie du génome, mais comme une maladie du métabolisme.

La découverte majeure d'Otto Warburg

C'est en 1920 qu'Otto Warburg (1883-1970) a fait sa découverte la plus célèbre. Il comprend que la cellule cancéreuse ne peut pas brûler le glucose (sucre), même en présence d'oxygène. La cellule normale brûle le glucose pour le transformer en CO_2, en eau et en ATP (l'énergie dont elle a besoin pour fonctionner). La cellule cancéreuse, pour sa part, se limite à décomposer la molécule de glucose en deux molécules d'acide lactique. Faute de pouvoir brûler le glucose, elle passe à un mécanisme moins efficace : la fermentation. C'est ce qu'on appelle l'« effet Warburg ». L'énergie extraite d'une molécule de glucose diminue nettement. Pour compenser, les cellules cancéreuses ouvrent leurs portes à plus de glucose. Le scientifique parle ainsi d'une glycolyse anaérobie accrue. En moyenne, une cellule cancéreuse consomme dix fois plus de glucose que les cellules normales. Voici ce qu'écrit Warburg en 1956 :

« Le cancer, plus que toutes les autres maladies, a d'innombrables causes secondaires. Mais même pour le cancer, il n'y a qu'une seule cause première. Pour résumer en quelques mots, la cause première du cancer est le remplacement de la respiration de l'oxygène dans les cellules normales du corps par une fermentation de sucre. Toutes les cellules normales du corps satisfont leurs besoins énergétiques par la respiration d'oxygène, tandis que les cellules cancéreuses satisfont en grande partie leurs besoins énergétiques par la fermentation[27]. »

Dix ans plus tard, le 30 juin 1966, Warburg confirme sa découverte au cours d'une conférence qu'il donne à Lindau, en Allemagne :

« L'oxygène gazeux, donneur d'énergie dans les plantes et animaux, est détrôné dans les cellules cancéreuses et remplacé par une réaction énergétique des formes vivantes les plus basses, à savoir une fermentation du glucose. [...] Personne aujourd'hui ne peut dire qu'on ne sait pas ce qu'est le cancer qu'on ignore cause première. Au contraire, il n'existe aucune maladie dont la cause première soit mieux connue, de sorte qu'aujourd'hui l'ignorance n'est plus une excuse pour dire

qu'on ne peut pas faire plus en matière de prévention. Il ne fait aucun doute que la prévention du cancer viendra, car l'homme souhaite survivre. Mais la durée pendant laquelle la prévention sera évitée dépend de la durée pendant laquelle les prophètes de l'agnosticisme parviendront à inhiber l'application de la prévention. Entre-temps, des millions d'hommes devaient mourir inutilement du cancer[28]. »

Figure 3 : l'effet Warburg.

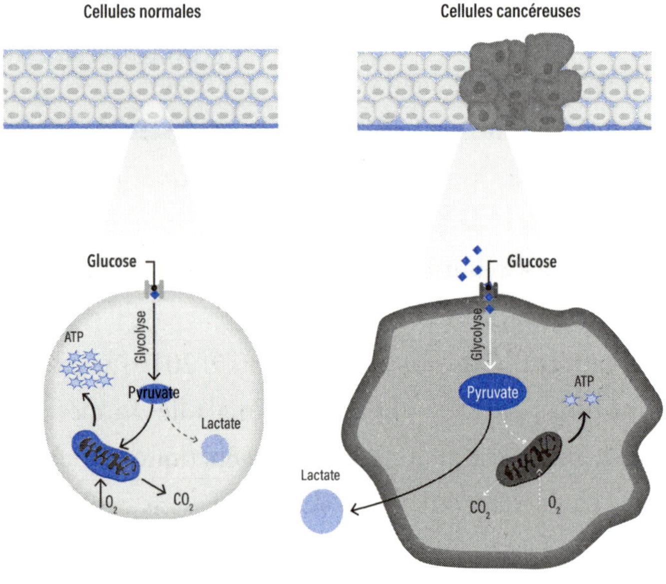

La cellule normale peut soit brûler le glucose (et produire 36 molécules d'ATP), soit fermenter (et ne produire que 2 molécules d'ATP). Le cancer, c'est le blocage en mode fermentation (effet Warburg). La cellule ne peut brûler le pyruvate qu'elle rejette sous forme d'acide lactique (qui devient lactate), ce qui va acidifier le milieu dans lequel baigne la cellule cancéreuse.

Au moment de sa découverte, Warburg a été acclamé et reconnu. La fermentation cancéreuse (effet Warburg) a constitué une avancée majeure dans la lutte contre le cancer, mais cette découverte a rapidement disparu de la littérature scientifique. Au début des années 1980, le nom de Warburg a progressivement cessé d'être mentionné dans les manuels de médecine. Ce changement de paradigme n'était pas fondé sur la science, car aucune expérience n'a réfuté le rôle clé du métabolisme. En 1988, le biologiste américain Jerry Shay a même démontré que la restauration du métabolisme des cellules cancéreuses empêchait la prolifération de la tumeur[29].

L'effet Warburg a constitué une avancée majeure dans la lutte contre le cancer.

Pourtant, dans les années 1980 à 2010, le cancer n'est plus considéré comme une maladie du métabolisme, mais comme une maladie génétique. Ce changement s'est produit au fil du temps, sans expérience décisive. Un changement d'opinion ne constitue pas une preuve que le paradigme précédent était erroné et exigeait d'être entièrement revu. Mais nous étions entrés dans l'ère de l'informatique, et le cancer se devait d'être une maladie du génome.

La biologie moderne confirme l'effet Warburg. Chaque gène cancérigène (oncogène) provoque la fermentation du glucose dans la cellule. Des dizaines de milliers de publications confirment chaque année le rôle clé du glucose dans la pathogenèse du cancer. La biologie moléculaire moderne a attribué de nouveaux noms et concepts à l'effet Warburg. Aujourd'hui comme il y a cent ans, on sait que les cellules cancéreuses fermentent. Quel long détour pour revenir à notre point de départ !

L'effet Warburg confirmé par Albert Szent-Györgyi

Issu d'une famille noble hongroise, Albert Szent-Györgyi de Nagyrápolt (1893-1986) a commencé ses études de médecine à la faculté de Budapest. Lassé des cours, il commence très vite à faire des recherches dans le laboratoire d'anatomie de son oncle. Son cursus est interrompu en 1914 et il doit servir comme officier infirmier pendant la Première Guerre mondiale. En 1916, dégoûté par la guerre, il se tire une balle dans le bras, affirmant ensuite avoir été blessé par le feu ennemi. Renvoyé chez lui pour se soigner, il peut terminer ses études de médecine et il décroche son doctorat en 1917.

Désireux de comprendre la complexité de la vie, Szent-Györgyi voulait devenir bactériologiste, mais il a vite pris conscience que le sujet était difficile. Il sera donc chimiste. Pour lui, la nature commence avec des électrons et des protons pour former des molécules, lesquelles vont s'agréger pour contribuer à la vie. Comme Otto Warburg, Szent-Györgyi étudie la respiration cellulaire et les molécules qui peuvent la moduler. C'est en travaillant sur l'oxydoréduction (ou réaction rédox) qu'il identifie l'« acide héxuronique », dont il isole de faibles concentrations dans le tissu des glandes surrénales. Quelques années plus tard, il découvre qu'il s'agit de la vitamine C et note son action contre le scorbut. Cette découverte, entre autres, lui vaudra le prix Nobel de médecine en 1937.

Antifasciste, il essaiera de parvenir à un accord entre la Hongrie, qui a fait alliance avec l'Allemagne, et les Alliés. Après-guerre, il se réfugie aux États-Unis, dans le Connecticut. Malgré son prix Nobel, il a beaucoup de mal à obtenir des financements pour son travail, car il refuse de formuler des demandes dans lesquelles il doit énoncer les résultats attendus de ses recherches. Pour lui, la recherche ne doit pas être contrainte par un plan. Elle se décide au jour le jour et ne peut être planifiée des mois, voire des années à l'avance.

Au laboratoire de biologie marine de Woodshole, dans le Connecticut, Szent-Györgyi tente de percer le mystère du cancer en utilisant des équations de la physique quantique. Il revient aussi sur l'effet Warburg dans les années 1950, alors que la controverse fait rage. Warburg voit le cancer comme la conséquence d'une fermentation cancéreuse, tandis que Heindrich Wieland, un autre prix Nobel allemand, pense que cette fermentation est le résultat d'un déséquilibre des électrons.

Szent-Györgyi expose alors des cellules au cyanure. Comme elles ne peuvent plus utiliser d'oxygène, et donc ne brûlent plus de sucre, elles fermentent et se divisent. Ces mêmes cellules sont ensuite exposées au bleu de méthylène, colorant qui restaure la respiration cellulaire. Szent-Györgyi comprend ainsi que le bleu de méthylène capte les électrons et inverse la fermentation cancéreuse. Pour lui, la biologie est moins complexe qu'il n'y paraît : c'est avant tout une affaire d'électrons et de protons. Il affirme que l'effet Warburg est une conséquence d'un excès d'électrons. La prolifération tumorale résulte donc de cet excès

Le bleu de méthylène capte les électrons et inverse la fermentation cancéreuse.

d'électrons. C'est là une intuition géniale. Malheureusement, isolé dans son institut de biologie marine, Szent-Györgyi ne poursuivra pas ses recherches sur le traitement du cancer[30].

Une lecture simple et vraie de la biologie

En 2024, le chercheur français Romain Attal et ses collègues ont repris les travaux de Szent-Györgyi et ont confirmé que l'effet Warburg est une conséquence d'un déséquilibre redox[31]. Ils comprennent que le métabolisme s'apparente à un circuit électronique : quand tout fonctionne, les électrons, qui sont régulièrement apportés par les aliments, se combinent avec les protons et l'oxygène, extraits eux aussi des aliments, pour former de l'eau.

La biologie est beaucoup plus simple qu'il n'y paraît : soit la cellule respire et brûle le glucose, soit elle fermente et se divise. Le métabolisme arrache les électrons et les protons de la molécule de glucose pour les combiner avec l'oxygène et former de l'eau. La réaction chimique dont toute vie dépend peut se formuler ainsi :

$$\textbf{2 protons + 2 électrons + O = } H_2O$$

Un être humain synthétise l'équivalent de deux verres d'eau par jour (ce que les biologistes appellent l'« eau métabolique »). Pour reprendre le langage des chimistes, les protons et les électrons sont oxydés pour former de l'eau métabolique. Cette eau est le constituant principal de la vie et nous sommes composés à 70 % d'eau. Si l'on regarde non pas le poids mais le nombre de molécules qui nous composent, c'est 99 % d'eau. C'est dire le rôle de l'eau en biologie.

La synthèse de l'eau est la réaction la plus énergétique qui soit. Lorsque les ingénieurs veulent envoyer une fusée sur la Lune, le carburant est constitué d'hydrogène et d'oxygène. C'est l'oxydation de l'hydrogène en eau qui permettra de libérer la fusée de la gravitation terrestre pour l'envoyer vers la Lune.

Pour ne pas exploser, la cellule doit ralentir la synthèse de l'eau. Il y a donc des goulots d'étranglement afin de limiter ces réactions chimiques et de diminuer la production d'énergie.

Si l'eau est synthétisée harmonieusement, la cellule respire et combine des protons, des électrons et de l'oxygène pour synthétiser de l'eau. Les mitochondries fonctionnent, la cellule respire, le métabolisme est *oxydatif*.

S'il y a déséquilibre, par exemple un manque d'oxygène, les électrons ne peuvent pas se combiner avec l'oxygène pour former de l'eau. Les mitochondries fonctionnent mal, le métabolisme est *réduit*. Comme la cellule brûle mal, un gigantesque embouteillage métabolique se forme. La cellule étant essentiellement constituée d'eau, elle n'est pas conductrice et les électrons y restent enfermés. Pour les évacuer, la cellule devra les combiner à d'autres molécules comme le NAD ou le NADP. C'est ce que les chimistes appellent un « environnement réduit » (ils entendant par là qu'il y a un excès d'électrons).

Figure 4 : La respiration cellulaire.

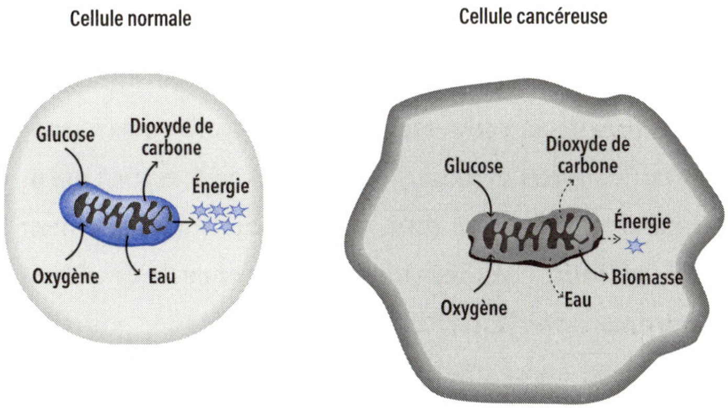

Le cancer est donc une conséquence de l'incapacité de la cellule à brûler le glucose pour synthétiser de l'eau. Ce sont les électrons en excès qui sont responsables de la prolifération cellulaire et de l'effet Warburg.

Les chercheurs doivent cibler les réactions chimiques clés pour trouver des médicaments adaptés. Il existe des milliers de programmes informatiques sur les flux métaboliques dans les cellules normales et cancéreuses. Pour utiliser ces programmes, le scientifique doit écrire de longues lignes de code, en saisissant des données issues de la littérature scientifique. Une telle approche est problématique, car elle se concentre sur la façon dont les réactions chimiques sont codées par le génome. Une cellule humaine possède environ 30 000 gènes, dont certains codent pour des protéines qui jouent un rôle dans le métabolisme. Quand il découvre ces protéines, l'informaticien les inscrit dans son programme. Les résultats l'aideront à décider quelle molécule constitue une cible raisonnable pour le développement de médicaments spécifiques. Mais de nombreuses réactions ne sont pas codées dans le génome, et sont donc « oubliées » par nos informaticiens. Nous ne voyons pas la conductivité électronique, pourtant elle existe. Et les maladies ont *toutes* la même cause.

Le cancer et la diminution de la conductivité électronique

Depuis près d'un siècle, les biologistes savent cultiver des cellules cancéreuses en laboratoire. Placée dans une boîte de Petri, la cellule est recouverte d'un liquide riche en sucre et comprenant entre 5 et 10 % de sérum de veau fœtal (SVF), extrait du sang prélevé dans les abattoirs sur les fœtus de vaches en gestation. Ce sérum est riche en protéines et permet la croissance de la cellule, dans un incubateur à 37 °C, avec 5 % de CO_2 et 20 % d'oxygène. La cellule va croître, puis se diviser et former des colonies. Cette technique de culture a été standardisée et elle est désormais universelle.

Dans les organismes vivants, la teneur en oxygène est beaucoup plus faible, car l'oxygène diffuse mal dans les tissus. Surtout, les protéines que nos cellules peuvent digérer ne sont pas d'origine fœtale. Or, si on expose les cellules à du sérum d'un sujet adulte ou à des niveaux d'oxygène plus faibles, elles se diviseront beaucoup plus lentement, ce qui ralentirait la recherche.

Au début du xxe siècle, un dogme apparaît, qui considère que l'état normal de la cellule est la quiétude. Une cellule normale ne se divise pas. C'est seulement parce qu'on lui ordonne de le faire qu'elle se divise et prolifère[32]. Dans l'organisme, cet ordre peut être envoyé par les facteurs de croissance. Prenons l'exemple d'un patient qui souffre d'anémie après une chimiothérapie. La multiplication de ses globules rouges a été bloquée par les médicaments ciblant le cancer. Le patient est pâle et a des difficultés à respirer. Le médecin injecte un facteur de croissance (une protéine) qui transmet aux cellules sanguines l'ordre de se multiplier. Ce sont précisément ces facteurs de croissance qui sont consommés – illégalement – par les sportifs en quête de performance : leur sang transportera plus d'oxygène vers les muscles et ils courront plus vite. En réalité, ces protéines sont des inducteurs de différenciation. Comme ce sont les mêmes cellules souches qui fabriquent les globules rouges, les globules blancs ou les plaquettes, les facteurs de croissance vont « orienter » la production de cellules souches vers les globules rouges et ralentir celle des globules blancs ou des plaquettes.

Dans l'organisme, les enzymes catalysent les réactions d'oxydoréduction et assurent donc le transfert des protons et des électrons présents dans les molécules des aliments. Les électrons en excès provoquent la synthèse de la biomasse. Le reste suit automatiquement : la cellule grossit et chauffe. Le gradient de température généré la pousse à se diviser en deux cellules filles[33].

Reste une dernière question : l'origine de l'effet Warburg. Otto Warburg a montré que la fermentation cancéreuse est irréversible. La cellule ne peut plus respirer, même en présence d'oxygène[34], et donc se divise constamment. Dans la cellule malade, l'oxygène ne peut pas oxyder les électrons et les protons extraits du glucose. Il en résulte ce que beaucoup appellent le « stress oxydatif ». L'oxygène se lie à d'autres cibles, notamment aux protéines, lesquelles sont alors oxydées et inactivées.

Ce phénomène peut s'observer dans un miroir. Au fil des années, nos cheveux s'éclaircissent pour devenir blancs. Sauf exception, si un adolescent présente des cheveux blancs, c'est parce qu'il a appliqué un oxydant, comme de l'eau oxygénée ou peroxyde d'oxygène (H_2O_2). Chez les personnes âgées, l'éclaircissement des cheveux est la conséquence d'un oxygène qui ne trouve plus sa cible dans les mitochondries et qui va donc oxyder les protéines du cheveu[35].

Les atomes d'oxygène et les électrons réagissent également avec les molécules d'eau, omniprésentes dans l'organisme, pour former des radicaux libres. Cette notion est apparue dans les années 1950, lorsque les chimistes de l'industrie pétrolière se sont intéressés à la biologie. Aujourd'hui, pour beaucoup, les radicaux libres sont une clé de la biologie mais aussi des maladies. Le cancer, la maladie d'Alzheimer et le vieillissement seraient la conséquence d'un excès de radicaux libres. L'idée largement véhiculée par les médias est que ces radicaux sont toxiques et responsables de tous les maux. Comme tous les dogmes, cette affirmation doit être révisée au vu de la science. Car les radicaux libres ne sont pas ces ennemis si souvent décrits. Ce sont des molécules extrêmement réactives, sources de vie. La vie a commencé bien avant la naissance de notre génome sophistiqué, et les réactions chimiques primitives perdurent. L'une des premières réactions chimiques a sans doute été la transformation de l'eau en peroxyde d'hydrogène (H_2O_2) à la surface de cristaux de pyrite exposés au soleil. Le peroxyde d'hydrogène réagit avec des molécules simples comme le pyruvate pour former des molécules complexes. La vie a donc commencé sous l'action des radicaux libres. Ces réactions chimiques élémentaires sont spontanées. Elles sont antérieures au début de la vie et n'ont pas besoin de gènes ou d'enzymes pour avoir lieu. Elles ne sont pas décrites dans les manuels et ne sont pas prises en compte par les informaticiens modernes, ce qui pourrait expliquer pourquoi une grande partie de leur modélisation est erronée[36].

La cellule normale décompose le peroxyde d'hydrogène en eau grâce à une enzyme spécialisée, la catalase[37]. Dans une cellule normale, les électrons se lient à l'oxygène et à l'hydrogène pour former de l'eau. Dans les cellules cancéreuses, la détérioration de cette réaction conduit à la création de composés réactifs de l'oxygène, comme le peroxyde d'hydrogène. Comme les biologistes ne comprennent pas ces cycles spontanés, ils attribuent des propriétés particulières au peroxyde d'hydrogène, en parlant de molécule-signal et de facteur de croissance. Mais tout cela n'est que de la chimie.

L'idée qui nous anime est que ces radicaux libres, provoqués par un excès d'électrons, vont stimuler la croissance cellulaire et provoquer cette prolifération sans limite appelée cancer.

Figure 5 : le développement d'un cancer.

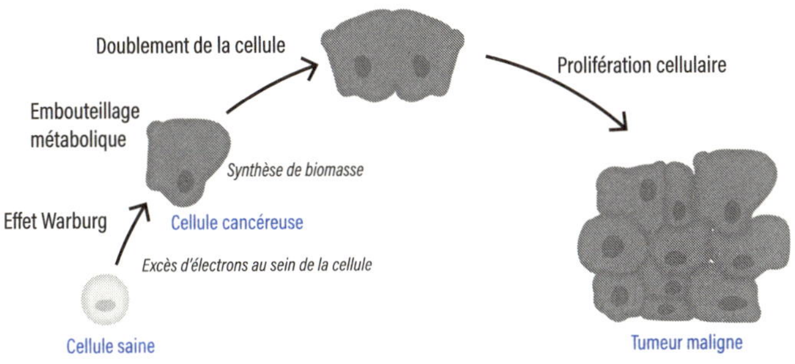

Pourquoi tous ces errements ?

Les découvertes mettent du temps à s'imposer. Dans les années 1920, Otto Warburg avait compris que le cancer était une maladie métabolique. Dans les années 1950, Albert Szent-Györgyi a montré que l'effet Warburg était la conséquence d'un déséquilibre électronique. La découverte du dioxyde de chlore remonte à la Révolution française et le bleu de méthylène a été synthétisé pour la première fois en 1876. Entre-temps, nous avons investi des centaines de milliards de dollars dans des protocoles futiles. La recherche est devenue une industrie encadrée par des protocoles. Les laboratoires sont divisés en sous-groupes qui travaillent séparément sur une partie du problème, par exemple la réponse immunitaire dans le cancer du pancréas d'un côté, et l'effet de l'oxygène sur les tumeurs de la vessie de l'autre. La vision d'ensemble fait défaut, chaque chercheur étant concentré sur sa spécialité. Les projets de recherche doivent être consensuels, adoptés par plusieurs laboratoires, financés par des agences qui ont besoin d'être assurées de succès futurs, lesquels sont définis par le nombre

Otto Warburg avait compris que le cancer était une maladie métabolique.

et l'impact de publications internationales, voire par l'obtention d'un prix Nobel. Dans cette organisation, le devenir du patient a été oublié. Les publications se terminent généralement par cette phrase : « Des recherches complémentaires sont nécessaires. »

Nous avons choisi de nous révolter contre la mort inéluctable et contre les mensonges de la société. Pour progresser, il faut un travail constant et pénible, mais il faut aussi de l'intuition et des percées. Les avancées sont difficiles parce qu'elles bousculent les certitudes et déplaisent aux bureaucrates.

Nous sommes convaincus que notre travail mènera à la fin du cancer, fléau de l'humanité. La science et la médecine ont évolué par des avancées suivies de longues périodes de stagnation, comme celle que nous avons connue au cours des soixante dernières années. Trois cents ans se sont écoulés entre la découverte du microscope et l'identification des bactéries. Personne, alors, n'imaginait que les maladies pouvaient être causées par des germes. Il a fallu ensuite soixante ans entre la découverte du germe de la tuberculose et son traitement. Mais seulement quelques années entre l'invention des antibiotiques et l'éradication de nombreuses maladies comme la syphilis ou la septicémie.

Certains de nos prédécesseurs ont compris que la chimie pouvait traiter des maladies. L'hypertension artérielle ou les ulcères sont désormais faciles à soigner avec des médicaments adaptés. L'échec de la guérison du cancer, de la maladie d'Alzheimer ou de toute autre maladie est le signe que notre raisonnement est imparfait, que nos médicaments ne ciblent pas le mécanisme de ces maladies. Pour traiter ces maladies, il faut changer de grille de lecture. Le moment est venu d'entreprendre une réécriture de ce dont nous, les êtres humains, sommes réellement constitués. Pour le cancer ou la maladie d'Alzheimer, nous sommes confrontés à un problème simple examiné sous un mauvais angle. Nous avons emprunté le point de vue des physiciens. Quand quelqu'un dit qu'un problème est complexe, soit il cache la vérité, soit (le plus souvent) il ne l'a pas comprise. En médecine, et dans la vie en général, tout peut être expliqué en termes simples une fois qu'on l'a compris.

L'échec de la guérison du cancer est le signe que notre raisonnement est imparfait.

Depuis le XVIIIe siècle, la médecine et la physique ont suivi des chemins divergents. La médecine s'est divisée en spécialités, comme la rhumatologie ou la gastroentérologie, et elle s'est perdue dans les détails. Par exemple, le médecin généraliste découvre les premiers signes d'une hépatite et la soigne, puis le gastro-entérologue soigne ses conséquences (la cirrhose) et, enfin, l'oncologue prend en charge le cancer qui résulte parfois de l'hépatite et de la cirrhose.

À l'inverse, la physique a suivi le chemin de l'unification. Il n'existe que quatre forces dans l'univers : l'interaction nucléaire forte, l'interaction nucléaire faible, la gravitation et l'électromagnétisme. Chaque molécule est constituée de quelques éléments : des protons, des neutrons et des électrons.

Au début du XXe siècle, une nouvelle approche a conduit à une révolution en physique. Jusque-là, nous étions dans un monde simple : d'un côté, les corpuscules et donc la masse ; de l'autre, les ondes, comme la lumière. Chaque physicien avait sa spécialité et ces mondes étaient étanches. En 1905, Albert Einstein introduisit l'idée que la lumière pouvait avoir une nature corpusculaire, et que matière et énergie ne faisaient qu'un ; en énonçant sa célèbre équation : $E = mc^2$.

L'émergence de la physique quantique a transformé la physique dans les années 1920. Les particules pourraient être décrites comme des ondes, car elles sont simultanément ici et là. Elles peuvent être envisagées à la fois comme matière et comme énergie. Une nouvelle physique est née.

Le monde de la biologie et de la médecine, enfermé dans ses dogmes, a échappé à cette révolution. Il s'est perdu dans la complexité. Et les traitements ont échoué à guérir les maladies les plus courantes. Les médecins ne comprennent pas la physique. Cela s'explique en partie par le fait que les physiciens utilisent un langage mathématique spécifique. Le défi consiste à comprendre leur langage et à le relier à la médecine, en reconnaissant que la physique quantique a le potentiel de transformer la médecine en étudiant et en manipulant la matière à petite échelle. La course à l'unification observée en physique mériterait d'être appliquée à la médecine.

Simplifier est un processus beaucoup plus compliqué que ce que l'on croit. Il est difficile de reconnaître que les traitements tant vantés ne fonctionnent pas ou mal. Comprendre que nous ne sommes que des particules est à la fois évident et violent. Nous voilà redescendus de notre hauteur pour découvrir que nous ne sommes que des particules répondant aux lois élémentaires de la physique !

Chapitre 3

Le traitement conventionnel du cancer

Le cancer a longtemps été considéré comme une infection et les premières descriptions des métastases n'ont été produites qu'au début du XIXe siècle. Il a fallu attendre encore presque un siècle pour que la maladie devienne un objet de recherche, une fois que l'hypothèse d'une origine infectieuse a été écartée. C'est alors qu'a émergé l'idée que les cellules cancéreuses devaient être tuées. Dans cette perspective, différents traitements ont été élaborés. Mais ils ne sont pas universellement efficaces face au cancer. Ce chapitre les passe en revue en exposant leurs bénéfices et leurs limites.

Traitement local du cancer : chirurgie et radiothérapie

La *chirurgie* est le traitement clé du cancer. Quitte à enfoncer une porte ouverte, nous insistons sur ce point : il ne faut pas modifier le traitement du cancer lorsque celui-ci est efficace. C'est une erreur que de refuser un traitement chirurgical quand la tumeur peut être facilement enlevée dans sa totalité.

La chirurgie est le traitement clé du cancer.

Cependant, la chirurgie ne sera curative que si le cancer peut être entièrement éliminé. Si la maladie s'est étendue, avec des métastases multiples, ou si la tumeur primitive envahit les organes vitaux, la chirurgie ne peut plus guérir le malade, elle peut tout au plus diminuer les symptômes.

Avant de retirer la tumeur et les tissus environnants, le chirurgien doit estimer les dommages potentiels. Pour un cancer du poumon, avant une résection (opération qui consiste à retirer une partie d'organe ou de tissu), il effectue des tests respiratoires pour vérifier que le patient peut survivre avec le poumon restant. À la suite de l'intervention, l'analyse de la pièce chirurgicale permet de vérifier que la totalité de la tumeur a été excisée. La pièce chirurgicale est baignée dans de l'encre. Pour s'assurer que la résection de la tumeur est complète, le pathologiste prend soin de vérifier soigneusement que les limites chirurgicales (qu'il reconnaît parce qu'elles sont colorées par l'encre) se trouvent à une distance suffisante des bords du cancer. Il vérifie également si les vaisseaux sanguins et les ganglions lymphatiques sont atteints, ce qui orientera vers une éventuelle chimiothérapie complémentaire.

Si le cancer peut être entièrement éliminé par la chirurgie, le patient a une chance de survie. Mais le chirurgien n'est jamais sûr qu'il n'y ait pas de petites métastases, invisibles même aux yeux du meilleur radiologiste. Le patient sera donc examiné régulièrement pour détecter l'apparition de métastases ou une rechute locale.

Dans certains cas, la tumeur ne peut pas être excisée sans dommages majeurs. Par exemple, lorsqu'elle comprime une artère qui ne peut être retirée. L'oncologue suggère alors le recours à la *radiothérapie.* Remontant à la fin du XIXe siècle, ce traitement consiste à irradier les tissus avec un faisceau de rayons X. Ce faisant, il tue sans discernement les bonnes et les mauvaises cellules, mais il a permis l'éradication de certains cancers localisés.

À l'origine, les faisceaux de rayons X étaient de faible énergie et ne pénétraient pas en profondeur dans les tissus. Le recours à des faisceaux d'énergie plus élevée est une conséquence de la Seconde Guerre mondiale. À la fin du projet Manhattan (qui a conduit à l'élaboration de la première bombe atomique), le laboratoire canadien de Chalk River oriente ses efforts vers les applications médicales et industrielles de la technologie nucléaire et met au point le premier traitement de radiothérapie au cobalt-60. Les photons sont alors suffisamment puissants pour atteindre des tumeurs profondes.

Les accélérateurs linéaires modernes, mis au point au début des années 1970, n'ont pu être élaborés que grâce à la technologie développée pour les radars. Les progrès dans l'industrie de la mort conduisent parfois à des inventions pacifiques qui sauvent des vies.

Aujourd'hui, les appareils de radiothérapie ont beaucoup progressé grâce l'informatique. Mais le principe reste le même qu'au XIXe siècle : traiter une lésion localisée. Plus la zone à irradier est importante, plus la toxicité est élevée. Si le champ d'irradiation est étendu, la dose doit être diminuée, et donc l'efficacité du traitement est réduite. Le cancer réagit à l'irradiation en diminuant de taille, voire en disparaissant. Le chirurgien peut alors retirer une zone plus petite sans créer de dommages dans les organes voisins.

Le traitement du cancer du sein nécessite très souvent une radiothérapie complémentaire, à la fois pour limiter la taille de l'excision et réduire le risque de rechute. Le chirurgien recourt alors à une tumorectomie, qui consiste à retirer la tumeur avec une petite marge de sécurité. La radiothérapie stérilise ensuite les cellules tumorales qui peuvent être présentes dans le sein. Par conséquent, la mastectomie (résection totale du sein) peut être évitée.

Selon une estimation approximative, sur 100 patients guéris, la chirurgie est responsable de 90 % des guérisons, la radiothérapie de 8 % et la chimiothérapie des 2 % restants[38]. En d'autres termes, la chirurgie, si elle est possible, reste la meilleure façon de guérir le malade quand le cancer ne présente pas encore de métastases.

Sur 100 patients guéris, la chirurgie est responsable de 90 % des guérisons.

Le cancer métastatique : la chimiothérapie

Pour des pathologies comme le cancer des testicules, la maladie de Hodgkin, le lymphome non hodgkinien ou la leucémie, la chimiothérapie peut guérir. Il n'y a donc aucune raison de modifier un traitement qui fonctionne.

Dans la majorité des cancers du poumon ou du pancréas, l'examen révèle, dès le diagnostic, des métastases étendues. La chirurgie n'a alors pas de sens, car la tumeur et ses métastases ne pourront pas être entièrement éliminées. Aujourd'hui, la survie moyenne d'un cancer du poumon ou du pancréas ne dépasse pas six mois, et la chimiothérapie n'est qu'un traitement palliatif.

Quelques rares cancers métastatiques se développent lentement. Certains cancers du sein qui se sont propagés aux os peuvent ainsi rester contenus de nombreuses années, même sans traitement. Une minorité de cancers du rein sont également indolents.

Le mécanisme d'action de la chimiothérapie

La chimiothérapie est un excellent traitement pour certains cancers. Pour d'autres, elle calme la douleur en diminuant, pendant un temps, la masse tumorale. Cette dernière ne comprime plus le nerf et le malade a donc moins mal.

L'oncologue suit le patient en mesurant la taille de la tumeur (palpation ou examen radiologique). Il peut également évaluer la réponse tumorale par PET-Scan. Si le traitement réussit, la masse tumorale diminue. Extrêmement réactifs, les médicaments utilisés en chimiothérapie ne peuvent pas être injectés dans les fines veines périphériques, mais doivent être perfusés lentement dans des réservoirs implantés sous la peau et reliés aux larges veines profondes. Cette perfusion permet de diluer des molécules hautement toxiques dans un flux sanguin important. La chimiothérapie atteint l'ADN de la cellule tumorale et l'inactive en le brisant en morceaux. L'ADN est irréparable et la cellule meurt.

Mais les molécules de chimiothérapie ne ciblent pas uniquement l'ADN. Elles agissent sur tous les composants cellulaires, notamment les protéines. Si la chimiothérapie se limitait à tuer les cellules, on devrait pouvoir en rapidement mesurer l'impact. Mais il n'y a aucun résidu détectable des cellules tumorales mortes dans le sang ou dans les urines du patient. L'oncologue n'est pas capable d'évaluer en quelques minutes ou quelques heures l'efficacité du traitement. Il n'a aucun moyen de savoir si celui-ci est adapté ou non. Il doit attendre des semaines pour le savoir.

Un bilan mitigé

Lorsqu'elle est efficace, la chimiothérapie constitue un excellent traitement. De fait, la plupart des cancers du sein (75 %), des ovaires (60 %), du côlon (60 %), du poumon (40 %) et du pancréas (25 %) répondent à la chimiothérapie. La douleur est contrôlée ou disparaît. Le patient reprend du poids et se sent beaucoup mieux. La taille de la tumeur diminue pendant quelques mois, voire quelques années. Mais ce n'est qu'un traitement palliatif. Les données démontrant un allongement de l'espérance de vie font défaut.

Il existe en outre un effet secondaire de la chimiothérapie dont on parle peu. Au cours du traitement, le cancer évolue et devient de plus en plus agressif. La tumeur régresse pendant un certain temps, mais la récidive est beaucoup plus agressive que la tumeur initiale. La cellule mute et la probabilité de réponse à une chimiothérapie de deuxième intention (un régime médicamenteux différent) est beaucoup plus faible et plus courte. Après une période limitée, le cancer ne répondra plus à aucun traitement. À ce stade, la maladie s'est transformée en une forme plus agressive[39].

La récidive est beaucoup plus agressive que la tumeur initiale.

Par ailleurs, le recours à la chimiothérapie est devenu plus fréquent pour prévenir le risque de métastases à distance (on parle de thérapie adjuvante), dont le médecin peut évaluer le risque de développement ultérieur sur la base de l'examen histologique de la tumeur, de la taille du cancer et de sa propagation locale aux ganglions lymphatiques. La plupart des femmes atteintes d'un cancer du sein et présentant des lésions de bas grade ou intermédiaires se voient proposer une chimiothérapie et une immunothérapie. L'industrie pharmaceutique revendique des résultats améliorés. Je ne suis cependant pas certain que ces nouveaux traitements améliorent réellement la survie. Grâce aux données sur les décès par cancer colligées par les agences gouvernementales (à partir des certificats de décès établis par les médecins) et déposées au Centre international de la recherche contre le cancer (CIRC), basé à Lyon, les scientifiques peuvent comparer l'évolution de la mortalité (https://gco.iarc.fr/en). Ainsi, en France, le taux de mortalité par cancer du sein augmente entre 1960 et 1995 pour diminuer ensuite. Depuis soixante ans, le taux de mortalité par cancer pour 100 000 hommes ou femmes d'un âge donné a, en réalité, très peu évolué.

Une toxicité de plus en plus élevée

Depuis les années 1980, la chimiothérapie est devenue de plus en plus agressive, dans le but d'éliminer davantage de cellules cancéreuses. Les essais cliniques de phase I et de phase II visent à déterminer la dose maximale tolérée. Les chercheurs augmentent progressivement la dose afin d'atteindre la toxicité. La dose administrée aux patients se situe juste en dessous de la toxicité mortelle. La moitié des effets secondaires des médicaments sont enregistrés en oncologie – en cancérologie, infliger des blessures graves est jugé tolérable ! Des médicaments limitant nausées et vomissements ont été mis au point pour rendre la chimiothérapie plus facile à tolérer et contourner la barrière de la toxicité.

La greffe de moelle osseuse est un autre exemple édifiant. Quand un patient est atteint d'un cancer avancé ou d'une leucémie aiguë, il est placé dans un environnement stérile. La nourriture et l'air sont purgés de germes, puis une dose très puissante de chimiothérapie est injectée par voie intraveineuse. Le médicament tue les cellules cancéreuses, mais aussi la moelle osseuse saine (où sont fabriqués les globules rouges, les globules blancs et les plaquettes). Le patient reçoit alors une perfusion de moelle osseuse provenant d'un donneur compatible pour que son corps puisse fabriquer des cellules sanguines normales. Le but est de permettre le contrôle du cancer par un système immunitaire qui n'a jamais été en contact avec la maladie et qui n'a pas été affaibli par la chimiothérapie. Les cellules de la nouvelle moelle se répandent dans le sang du malade et vont coloniser la moelle osseuse. Cependant, malgré toutes les précautions, cette procédure reste dangereuse, car il y a un risque élevé d'infection. C'est pourquoi la greffe de moelle n'est plus prescrite que dans les leucémies, les myélomes et les lymphomes agressifs.

Quand j'étais jeune oncologue, le cancer du côlon métastatique était traité avec le 5-fluorouracile, un médicament datant des années 1950 et dont l'efficacité n'a jamais été remise en question. Depuis, des médicaments plus agressifs ont été ajoutés au protocole : d'abord le cisplatine, puis l'irinotécan ou l'oxaliplatine. Cette nouvelle combinaison augmente la survie sans maladie, c'est-à-dire que davantage de tumeurs répondent au traitement en diminuant de taille. La survenue d'une rechute intervient également plus tardivement qu'avec le 5-fluorouracile seul. Mais il n'est pas certain que la survie soit prolongée, car la toxicité du traitement a été nettement augmentée.

Aujourd'hui, la plupart des essais cliniques examinent exclusivement le moment de la rechute et non pas la survie globale. Les études sont ainsi plus courtes et moins coûteuses, car elles n'impliquent pas de suivre les malades jusqu'à la mort. Surtout, elles sont moins risquées pour l'industriel, qui peut plus facilement faire enregistrer son médicament.

Que sait-on de l'évolution spontanée du cancer ?

Nous disposons de milliers d'études testant telle ou telle molécule de chimiothérapie ou d'immunothérapie. Ces études sont nécessaires pour enregistrer un médicament et obtenir son remboursement par les agences de santé. Mais qu'en est-il de l'évolution spontanée du cancer. Et que se passerait-il si le patient refuse le traitement ? Un retour en arrière s'impose pour y voir plus clair.

Au début des années 1960, une équipe de chercheurs s'est penchée sur les archives de l'hôpital de Middlesex en Angleterre[40] et a analysé 356 cas de femmes opérées d'un cancer du sein avancé entre 1805 et 1933. Un extrait des tumeurs (biopsie) ayant été préservé, ces échantillons ont pu être examinés de nouveau et le diagnostic initial a été confirmé. La plupart des lésions mammaires étaient importantes et les patientes se plaignaient d'inconfort ou de saignements ayant évolué sur quelques années. Ces femmes souffraient donc d'un cancer du sein important et avancé – la moitié d'entre elles ont rapporté des symptômes datant de plus de trois ans. Elles ont toutes reçu, pour seul traitement, de la morphine. La moitié des patientes étaient en vie quatre ans après la fin du traitement et 5 % à dix ans, sans avoir reçu le traitement conventionnel actuel. Le cancer n'est donc pas toujours une maladie agressive.

Pour écrire ce chapitre, j'ai cherché des données sur l'évolution sans chimiothérapie du cancer du côlon ou du rein. Elles n'existent pas.

Que l'on ne s'y méprenne pas : la chimiothérapie fait des miracles dans certains cas. Elle peut prolonger la vie de plusieurs années pour des malades proches de la mort. Malheureusement, cela reste une exception. Cela devrait donc nous inciter à la modestie et à la prudence. Or, c'est le contraire qui se passe.

L'oxygène singulet : un super-oxydant

Le mode d'action de la chimiothérapie et de la radiothérapie repose sur la formation dans l'organisme de deux super-oxydants : l'ozone et l'oxygène singulet.

Un détour par la physique quantique s'impose pour comprendre le mécanisme de la chimiothérapie.

Dans le monde de la physique quantique, les particules peuvent se trouver simultanément à différents endroits. Elles tournent sur elles-mêmes autour d'un axe. Les électrons, les protons et les neutrons tournent donc sur eux-mêmes, dans une direction ou dans la direction opposée. Les physiciens parlent de « spin » (mot anglais signifiant « tourner »).

La réactivité chimique des atomes est radicalement différente en fonction du spin des électrons externes. Le spin explique pourquoi l'oxygène gazeux existe dans deux états très différents : le dioxygène singulet et le dioxygène triplet. L'oxygène triplet, plutôt inerte, est la forme la plus stable et la plus courante, alors que l'oxygène singulet est très réactif et a une durée de vie très courte.

J'écris ce texte sur une table en bois. Ce bois baigne dans l'atmosphère, riche en dioxygène triplet, et pourtant il ne brûle pas. Pour que le bois brûle, l'oxygène ne doit pas être sous sa forme triplet, mais sous sa forme singulet. L'allumette chauffe l'oxygène et change sa structure quantique, change le spin de ses électrons, de sorte qu'il devient oxygène singulet. L'oxygène singulet et le carbone du bois réagissent pour former du dioxyde de carbone, libérant une grande quantité de chaleur.

Les dioxygènes singulet et triplet ont la même formule physique, écrite sous la forme [O_2]. La seule différence est le spin de l'électron. Sous la forme singulet [$^1O_2$], deux électrons de la plus haute énergie forment une paire. Un électron tourne dans un sens, tandis que le second tourne dans le sens inverse. En revanche, dans l'état triplet [$^3O_2$], les deux électrons tournent dans le même sens. Il suffit de craquer une allumette pour transformer l'oxygène triplet en dioxygène singulet.

$$[^30_2] + \text{énergie} = [^10_2]$$

En laboratoire, l'irradiation de l'oxygène gazeux par infrarouge en présence d'un colorant organique jouant le rôle de sensibilisant (rose de Bengale, bleu de méthylène ou porphyrine) entraîne la production d'oxygène singulet.

En excès, l'oxygène singulet réagit avec l'eau pour former de l'ozone (O_3) et du peroxyde d'hydrogène (H_2O_2). L'ozone est un puissant oxydant. L'exposition à l'ozone entraîne l'oxydation et la destruction des molécules comme l'ADN ou les protéines, pour former du dioxyde de carbone et de l'azote. En présence d'ozone, la matière organique brûle et ne laisse aucun résidu.

Comme la chimiothérapie ou la radiothérapie, l'oxygène singulet et son dérivé, l'ozone, sont extrêmement réactifs : ils lèsent l'ADN et font disparaître les cellules en les brûlant. Les molécules de chimiothérapies sont oxydantes, très réactives et instables. Elles vont synthétiser de l'oxygène singulet et, par là même, tuer aussi bien les cellules normales que les cellules tumorales[41].

Comme la chimiothérapie cytotoxique, les rayons X vont provoquer des cassures de l'ADN, qui entraîneront des dommages irrémédiables et la mort cellulaire. Depuis les années 1930, les radiothérapeutes savent que les tumeurs qui reçoivent beaucoup d'oxygène sont plus sensibles à la radiothérapie. La destruction des cellules tumorales par radiothérapie dans des régions bien oxygénées peut être jusqu'à trois fois plus élevée que dans une partie mal vascularisée de la tumeur. C'est pourquoi la radiothérapie est plus efficace pour traiter la périphérie bien oxygénée du cancer que le centre anoxique.

Si la concentration d'oxygène singulet est suffisamment élevée, la quantité d'ozone sera suffisante pour détruire l'ADN, les protéines et les membranes. Il n'y aura plus de cadavre. Plusieurs semaines plus tard, l'oncologue palpera une tumeur de plus en plus molle.

L'oxygène singulet a un autre effet. Il permet aux mitochondries de respirer. Sa réactivité aide la mitochondrie à redémarrer, un peu comme une allumette peut allumer le feu. La tumeur excrète son entropie sous forme de chaleur et cesse de croître. Mais l'efficacité du traitement ne conduit pas à la guérison. À un moment donné, le cancer va recommencer à se développer.

L'immunothérapie

La première immunothérapie a été mise au point à la fin du XIXe siècle par William Bradley Coley, un orthopédiste américain qui travaillait au New York Cancer Hospital. Il injectait des toxines à des patients atteints d'un cancer. Les patients développaient une forte fièvre, puis les tumeurs régressaient jusqu'à disparaître au bout de quelques semaines. L'œuvre de Coley n'a jamais été reproduite et le contenu de ses injections reste inconnu.

L'intérêt pour l'immunothérapie a été relancé dans les années 1960 par les travaux de l'oncologue Georges Mathé, qui injecte le bacille de Calmette et de Guérin (BCG, ou vaccin contre la tuberculose) à des patients atteints d'un cancer de la vessie. Les patients développent alors des douleurs aiguës qui évoquent celles d'une cystite. Lorsque le cancer est superficiel, donc limité à la face interne de la vessie, la tumeur régresse. Mais le traitement s'est révélé inefficace en cas de lésions profondes ou de métastases. Le débat fait rage pour savoir si l'amélioration observée résulte d'un effet spécifique sur le système immunitaire ou de l'inflammation locale provoquée par l'injection de BCG. L'injection d'autres germes ou de produits abrasifs donne des résultats similaires. C'est donc l'irritation qui freine la croissance du cancer. Le BCG n'agit pas sur le cancer métastatique à distance et il n'est efficace qu'en raison de son action irritante locale[42].

Les tentatives visant à stimuler le système immunitaire pour attaquer le cancer ont donné lieu à de recherches importantes. Les traitements à base d'interleukine ou d'interféron (médicaments stimulant les lymphocytes) ont été très utilisés dans les années 1990, mais ils n'ont pas réussi à freiner le cancer. Plus récemment, des chercheurs ont proposé de cultiver les lymphocytes de patients atteints d'un cancer, de les stimuler avec des facteurs de croissance, puis de les réinjecter aux malades, l'hypothèse étant que ces lymphocytes stimulés seraient plus efficaces à combattre la maladie[43]. Mais les effets secondaires étaient lourds pour un résultat clinique extrêmement limité.

Certains chercheurs pensent que les rares réponses à ces manipulations immunitaires sont le résultat de la fièvre. Interleukines, cytokines ou transfert de lymphocytes activés, tous ces traitements immunitaires induisent une hyperthermie. En ce sens, il s'agit d'une redécouverte de l'hypothèse de Cooley : l'hyperthermie peut freiner la croissance du cancer.

L'analyse moléculaire de la tumeur révèle une voie métabolique activée, responsable de la prolifération cellulaire. La cellule cancéreuse ouvre ses portes à un facteur de croissance, mais un inhibiteur peut bloquer cette voie. En 1984, des chercheurs américains découvrent que certaines cellules du cancer du sein expriment le gène neu qui code pour la protéine c-erb2, un récepteur d'un facteur de croissance qui va stimuler la prolifération de la cellule cancéreuse. Une société américaine de biotechnologie, Genentech, mise sur cette protéine c-erb2 pour ralentir la croissance du cancer. Huit ans plus tard, en 1992, Genentech lance le premier essai clinique de l'Herceptine, qui est autorisé en 1998 par la FDA. Le médicament est devenu un blockbuster générant des milliards de dollars de profit. Prescrit seul, l'Herceptine n'a aucun effet sur la croissance du cancer. Il doit être associé à une chimiothérapie ou à une immunothérapie pour traiter un cancer du sein métastatique[44]. Par ailleurs, les essais cliniques rapportent des cas d'infarctus et d'insuffisance cardiaque, notamment de diminution de la fraction d'éjection ventriculaire gauche. Les cellules cardiaques expriment la protéine c-erb2, dont elles ont besoin pour fonctionner.

Malgré une prescription étendue de l'Herceptine, le nombre de décès dus au cancer du sein n'a pas diminué de façon marquée – ce que confirme le Centre international de la recherche contre le cancer (CIRC) de Lyon. Cette molécule ne semble pas avoir eu les bénéfices attendus, pas plus que d'autres molécules plus récentes ciblant également l'oncogène c-erbb2.

Depuis les années 2000, de nouvelles immunothérapies ont été développées à grand renfort de publicité. Les anticorps monoclonaux permettent d'attaquer les tumeurs diffuses, grâce à la stimulation des globules blancs, qui sont ainsi mieux armés pour attaquer les cellules cancéreuses. Les oncologues rapportent aussi que certains patients atteints d'un mélanome métastatique (cancer de la peau) autrefois mortel survivent longtemps, ce qui constitue un progrès réel. Mais les chercheurs ne parviennent pas à expliquer pourquoi les mélanomes réagissent mieux que les autres tumeurs. Des essais sur le cancer du pancréas ou le glioblastome (cancer cérébral) se sont soldés par des échecs. Pendant quelques mois, les tumeurs régressent, mais la majorité des patients souffrent d'effets secondaires graves, car les globules blancs attaquent également les tissus sains[45]. Cette approche prometteuse est moins révolutionnaire qu'il n'y paraît. Le taux de réponse semble être du même ordre de grandeur que celui des anciennes chimiothérapies cytotoxiques. La réponse à l'immunothérapie n'est que partielle et transitoire.

Aujourd'hui, l'immunothérapie est devenue un traitement de routine. Elle a remplacé les médicaments de chimiothérapie qui ont disparu de la pharmacopée – trop vieilles et trop bon marché, probablement.

Aujourd'hui, l'immunothérapie est devenue un traitement de routine.

De plus, les procédures de validation des traitements ont été allégées : plus besoin de démontrer que le traitement sauve des vies, qu'il est plus efficace que les anciennes modalités ; il suffit de montrer qu'il provoque des réponses tumorales. La durée de ces réponses et la progression de l'espérance de vie ne sont plus le sujet. Et les dernières données dont nous disposons datent de 2020. Nous sommes donc incapables d'estimer l'impact réel de ces thérapies innovantes.

Une autre façon de créer de l'oxygène singulet

L'immunothérapie vise à stimuler le système immunitaire pour qu'il attaque de nouvelles proies telles que les cellules cancéreuses. La plupart des molécules sont des anticorps qui permettent aux globules blancs d'attaquer, de tuer et de manger les cellules des mélanomes. Ces traitements ne sont pas mieux tolérés que les anciennes chimiothérapies parce que ces globules blancs activés peuvent attaquer et dévorer les poumons, les articulations ou même le cerveau du patient[46].

Les globules blancs activés par immunothérapie attaquent les cellules cancéreuses. Ils s'attachent à la cellule cible et la tuent. Mais une fois encore, il n'y a pas de cadavre de cellule. La scène de crime est vide. La cellule tumorale s'est évaporée, sa matière organique disparaissant sous forme de dioxyde de carbone et d'eau. Le globule blanc utilise ses molécules de chlore pour synthétiser le dioxyde de chlore, dont nous reparlerons au chapitre 4.

L'hormonothérapie

Tout autres sont l'hormonothérapie et les thérapies ciblées : le but n'est plus de tuer le cancer, mais de bloquer sa croissance. On sait depuis longtemps que la castration ralentit la croissance des cancers du sein ou de la prostate.

Les cancers du sein, de la prostate et de l'utérus réagissent aux hormones. Le cancer du sein est ainsi plus fréquent chez les femmes exposées à une augmentation des œstrogènes (les compléments œstrogéniques utilisés pour « traiter » la ménopause augmentaient le risque de cancer du sein et de l'utérus). Puberté précoce, ménopause tardive et grossesses limitées en nombre sont des facteurs de risque connus pour développer cette tumeur maligne.

Pour les hommes, de la même manière, l'augmentation du niveau de testostérone accroît le risque d'adénocarcinome de la prostate.

À la fin du XIXe siècle, on utilisait la castration chirurgicale (ablation des ovaires ou des testicules), mais elle a été abandonnée depuis. Plusieurs stratégies ont été développées pour éliminer les œstrogènes ou la testostérone : castration chimique par mise au repos des gonades, anti-œstrogènes, anti-androgènes ou médicaments interférant avec la synthèse des hormones sexuelles.

Tous ces traitements sont efficaces et le médecin choisit le moins toxique. À la surprise des scientifiques, le taux de réponse à la castration physique, aux anti-œstrogènes et aux anti-progestérone est identique. Malgré des formules très différentes, ces molécules semblent donc partager un mécanisme d'action similaire.

Toutes les femmes atteintes d'un cancer du sein métastatique ne réagissent cependant pas à la castration. Quand j'étais à la faculté de médecine, nous prescrivions des androgènes. Les masses tumorales diminuaient, mais les effets secondaires étaient terribles (apparition de barbe, sautes d'humeur, etc.). Aujourd'hui, les patientes se plaignent de bouffées de chaleur semblables à celles de la ménopause, de douleurs articulaires et de fatigue. Malgré ces effets secondaires, l'hormonothérapie est nettement moins difficile à supporter que la chimiothérapie. Dans le cas d'un cancer du sein dont les récepteurs sont positifs à la progestérone ou d'un cancer de la prostate métastatique, l'hormonothérapie constitue une alternative thérapeutique raisonnable. Cela dit, elle empêche la fermentation des cellules cancéreuses. Son effet est seulement transitoire.

Les thérapies ciblées

Les thérapies ciblées ressemblent à l'hormonothérapie, mais se concentrent sur les facteurs de croissance qui stimulent la croissance tumorale, et non pas sur les hormones sexuelles. Le principe reste cependant le même : bloquer ce qui favorise la croissance du cancer. J'ai été impressionné par les résultats des nouveaux médicaments ciblant les voies biochimiques anormales du cancer. Au moment du diagnostic, une partie de la tumeur est retirée et analysée par des techniques modernes de biologie moléculaire. Les voies moléculaires alimentant le métabolisme des tumeurs sont visualisées et peuvent alors être visées spécifiquement par des médicaments.

On est passé progressivement de la chimiothérapie cytototoxique, qui attaque indifféremment toutes les cellules, tumorales ou pas, à des traitements ciblés. Dans certains cancers ayant un métabolisme particulier, on extrait par biopsie un fragment de la tumeur qui est ensuite soumis à une analyse de son génome. Dans certains cas, il est possible de retrouver les voies métaboliques spécifiques qui sont activées pour les bloquer avec un médicament de dernière génération. Il s'agit là d'un traitement métabolique, car il bloque l'apport d'énergie à la tumeur. Prescrit dans les cancers du poumon, le Tagrisso va inhiber l'expression de l'Epithelial Growth Factor Receptor (EGFR) dans la tumeur. Tout se passe comme si le cancer était affamé.

On comprend le lien avec le traitement métabolique que nous abordons au chapitre 4. Avec le Tagrisso, ce sont les facteurs de croissance qui sont inhibés, alors que le régime low carb que nous préconisons vise à diminuer la quantité de sucre alimentant la tumeur. Les thérapies ciblées peuvent agir en aval du glucose, en bloquant les voies qui alimentent le métabolisme de la tumeur. Un mécanisme d'action que l'on retrouve aussi avec le bleu de méthylène et le dioxyde de chlore (voir chapitre 4). Mais, à la différence de ces deux médicaments, les thérapies ciblées sont souvent très coûteuses, car elles sont protégées par des brevets.

La grande illusion du dépistage

Tous les patients atteints de cancer ne meurent pas de cette maladie. Mais ceux qui survivent ne souffrent pas de la forme de cancer la plus agressive. La proportion de femmes survivant à cancer du sein a grimpé en flèche. Le taux de survie au cancer du sein précoce est supérieur à 90 % à cinq ans. Mais en coulisse, on s'interroge. Ces patientes ont-elles vraiment un cancer ? Vaut-il la peine de les traiter ? Le dépistage est-il efficace pour prévenir les formes les plus agressives ?

Une mammographie de dépistage est proposée systématiquement aux femmes de 50 à 74 ans, tous les deux ans, l'objectif étant d'identifier les cancers du sein localisés avant qu'ils ne deviennent métastatiques. Le dispositif ROSP (Rémunération sur objectifs de santé publique) est entré en vigueur en 2012 et pousse au dépistage. Le médecin généraliste est incité à dépister et touche une prime s'il atteint ses objectifs.

La population, de son côté, est largement favorable au dépistage, car elle croit en son efficacité. Et les patientes sont reconnaissantes d'être traitées et guéries d'un cancer qu'elles pensaient agressif. L'industrie voit un marché en expansion et les médecins ont le sentiment d'aider les patients. Ils bénéficient également des avantages financiers liés à la prescription de séances de chimiothérapie et de radiothérapie. Mais la réalité est tout autre : les essais randomisés n'ont pas réussi à démontrer que la mammographie de dépistage diminue la mortalité[47].

Il est écrit dans les manuels que le cancer du sein met des années à se développer. Plus tôt il est diagnostiqué, meilleur est le pronostic. C'est sur cette hypothèse qu'ont été développées les campagnes de dépistage.

Or il se peut que ce point de vue soit erroné. Car les cancers agressifs se développent en quelques semaines voire quelques mois, et non sur des années.

La palpation du sein et la mammographie détectent de plus en plus de cancers. Mais la grande majorité ne sont pas agressifs, et ceux qui le sont réellement passent entre les mailles du filet. De nombreuses études ont comparé des femmes dépistées chaque année par mammographie avec un groupe témoin (composé de femmes qui ne consultent que si elles détectent une masse palpable dans le sein). Dans les deux groupes, le taux de survie est identique.

La prévention idéale n'existe pas

Plusieurs essais cliniques impliquant des centaines de milliers de patients ont été réalisés pour évaluer l'intérêt de la prévention du cancer, en particulier par le biais de l'alimentation. Tous ces essais ont échoué.

Au début des années 1990, les Américains lancent la Women Health Initiative (une étude qui a coûté 500 millions de dollars) pour savoir si un régime pauvre en graisse diminue le risque de cancer du sein. Deux groupes d'étude sont constitués : pour les femmes du premier groupe, la teneur en graisse de leur régime alimentaire est réduite de moitié, et ce déficit calorique est compensé par une consommation plus élevée de végétaux et de fibres. Les femmes du groupe de contrôle ont un régime normal. Sept ans plus tard, l'incidence de cancer était la même. Malgré les résultats de cette étude, les autorités de santé continuent de recommander cinq fruits et légumes par jour.

De la même manière, les essais testant les effets de compléments alimentaires ou de vitamines dans la prévention du cancer ont tous été négatifs. Ce qui n'empêche pas de nombreux fabricants de vendre des compléments alimentaires pour leur effet préventif!

Si l'alimentation jouer effectivement un rôle dans le cancer, c'est par son impact sur le métabolisme. Dès 1928, Anna Goldfelder, pionnière de la recherche sur la croissance des cancers, démontre que les tumeurs se développent plus vite lorsque le régime alimentaire est riche en sucre. Car le cancer est comme une plante : pour qu'il pousse, le sol doit être favorable, en l'occurrence riche en sucre[48]. Une étude de 1947 a confirmé cette hypothèse en observant deux groupes de souris : celles du premier groupe recevaient une alimentation pauvre en sucre tandis que celles du second groupe avaient un régime riche en sucre. Trois mois plus tard, les souris du premier groupe continuaient de bien se porter, tandis que 26 tumeurs étaient décelées dans le second groupe. Dans une configuration identique, deux autres groupes de souris ont été exposés à un cancérigène puissant. Soixante semaines plus tard, on avait détecté 11 tumeurs dans le premier groupe (régime pauvre en sucre), contre 32 dans le second groupe[49].

Sans négliger le rôle des substances cancérigènes, d'origine alimentaire ou autre, de nombreux patients établissent par ailleurs un lien entre le cancer et un traumatisme, qu'il soit professionnel (licenciement ou stress au travail) ou personnel (divorce, deuil, etc.). Pour ma part, ce lien me paraît crucial, car le stress modifie le métabolisme. Lors d'une crise d'angoisse, le cœur bat plus vite, le rythme cardiaque s'accélère et le métabolisme est perturbé.

Il faut aussi rappeler que le cancer touche en majorité les personnes âgées : les deux tiers des cancers surviennent après 70 ans. Un facteur que les épidémiologistes ont tendance à oublier. On admet que la maladie d'Alzheimer ou l'infarctus sont des maladies de la vieillesse, mais pas le cancer. Vieillir, c'est avoir plus de difficultés à l'effort. Le rendement énergétique s'effondre avec les années. La mitochondrie est de moins en moins efficace. Les médaillés olympiques ont presque tous moins de 30 ans. Les lauréats de la Field Médaille de mathématiques (la distinction la plus prestigieuse) ont moins de 40 ans.

Bien sûr, il existe aussi des cas de cancer chez des adolescents, comme il existe des formes précoces de la maladie d'Alzheimer ou d'infarctus. Mais ces cancers précoces ont généralement une cause génétique. Ainsi, le gène BRCA1 (Breast Cancer 1) est responsable de cancers du sein héréditaires. Ce gène anormal cible le métabolisme, donc la mitochondrie[50]. Tout se passe comme si la patiente vieillissait plus vite.

Mon propos n'est pas de nier l'impact des produits cancérigènes, qui est réel. Mais le mécanisme d'action de ces molécules passe par une perturbation du métabolisme. Prenons l'exemple du tabac : on a longtemps attribué le danger des cigarettes au goudron qu'elles contiennent. C'est pourquoi l'industrie du tabac a cherché à réduire la teneur en goudron de ses produits par l'adjonction de filtres. Sans effet notable, car le goudron était probablement innocent. On a d'ailleurs traité le psoriasis avec des onguents au goudron, avec une réelle amélioration des symptômes. Surtout, la seule application cutanée de goudron n'induit pas de cancer.

Le tabac n'est pas dangereux en soi, sa combustion l'est. Fumer du haschisch est aussi dangereux que fumer des cigarettes. Renifler ou chiquer du tabac, comme le faisaient les anciens, n'est probablement pas très dangereux. C'est le gaz carbonique produit par la combustion qui empoisonne les mitochondries du fumeur[51], entraînant une baisse du rendement énergétique et un vieillissement prématuré. Le cancer du poumon est lui aussi causé par des anomalies métaboliques.

Tout cela, c'est de la science. Les gens veulent savoir concrètement ce qu'ils peuvent faire pour diminuer le risque d'être atteint d'un cancer. En pratique, je conseille d'éviter de fumer, de limiter le stress et, surtout, de surveiller son poids (voire de le réduire) et de réduire les apports en glucides. Je conseille aussi de ne pas être obsédé par cette question. J'ai vu trop de patients se détruire en cherchant la prévention idéale. À ce jour elle n'existe pas.

Le problème des essais cliniques

Les essais cliniques ont longtemps été confinés aux universités et leur objectif était de faire progresser la science. Aujourd'hui, cela coûte à l'investigateur des dizaines de milliers de dollars par patient, car c'est lui qui doit payer tous les examens cliniques et radiologiques. Les centres cliniques doivent également être rémunérés pour leurs efforts. Il s'agit d'établir les risques liés à sa prescription (essai de phase 1 pour déterminer la toxicité de la dose), puis l'efficacité du traitement (essai de phase 2). On administre la dose la plus élevée possible pour établir des preuves d'une réponse tumorale. Ensuite, on compare le nouveau médicament aux traitements existants (essai de phase 3). Ces essais sont conçus pour évaluer la toxicité et l'efficacité des médicaments cytotoxiques, pas pour tester des médicaments plus inoffensifs. Ils testent un seul médicament et non une combinaison de molécules existantes.

L'objectif des essais cliniques est d'obtenir des données permettant de faire approuver le médicament par les autorités sanitaires. Une fois approuvé, le médicament sera commercialisé, avec généralement un bénéfice considérable. Actuellement, les essais cliniques sont, pour la plupart (sinon la totalité), sponsorisés par une industrie qui cherche avant tout à obtenir l'approbation de la FDA ou l'autorisation de mise sur le marché pour vendre son médicament.

Tout soldat est prêt à se sacrifier; et tout patient atteint d'un cancer, surtout s'il est porteur de nombreuses métastases, sait qu'il peut mourir dans un avenir proche. Mais ni l'un ni l'autre ne sont prêts à gâcher le temps de vie qui leur reste en combats inutiles, en attentes, en traitements coûteux et inefficaces, en essais cliniques stériles. Aujourd'hui, une grande partie des essais sont dits de « non-infériorité », c'est-à-dire qu'ils cherchent à démontrer qu'un nouveau médicament n'est pas inférieur à la norme de soins. Pourquoi un patient bien informé voudrait-il participer à ces études cliniques commerciales ?

Les essais cliniques sont impossibles sans le parrainage de l'industrie pharmaceutique.

Il est devenu impossible de réaliser des essais juste pour accroître les connaissances et non pour faire du business. Tous les chercheurs ne sont pas corrompus, bien sûr. La plupart essaient de faire de leur mieux. Mais ils doivent publier pour être promus dans la hiérarchie universitaire. Les essais cliniques sont impossibles sans le parrainage de l'industrie. Les chercheurs ne peuvent pas risquer un conflit avec leurs sponsors. En clair, ils ne peuvent publier sans le soutien de l'industrie pharmaceutique.

Je suis un oncologue réputé en France et j'ai fait de mon mieux pour valoriser ce que j'ai à offrir aux patients testés. J'ai eu des réunions interminables avec l'administration ou des cliniciens-investigateurs. Je n'ai jamais reçu de réponse négative, mais je n'ai pas non plus reçu de réponse positive. En fait, je n'ai reçu aucune réponse, et le processus s'est arrêté.

Les essais cliniques à organiser sont simples. Nous ne recherchons pas des différences subtiles, mais une différence entre le noir et le blanc, entre la vie et la mort. Le pronostic du cancer avancé est sombre. Le cancer métastatique est une maladie mortelle, tout comme la tuberculose l'était dans les années 1940.

En 1943, l'équipe du Pr Selman Waksman, de l'université de Rutgers dans le New Jersey (États-Unis), a extrait un antibiotique d'un champignon (streptomycine), avec la collaboration de l'industrie pharmaceutique. En mars 1944, elle a démontré que la streptomycine était efficace contre la tuberculose en guérissant quatre cobayes en laboratoire[52]. En novembre de la même année, la molécule a été administrée pour la première fois à une jeune fille de 21 ans atteinte d'une tuberculose pulmonaire étendue[53]. Le traitement a été approuvé par la FDA deux ans plus tard et la tuberculose a cessé d'être une maladie mortelle.

De très nombreux médicaments ne sont pas testés et, pendant ce temps, des patients meurent. Il est pourtant simple d'évaluer l'efficacité d'une combinaison de médicaments contre une maladie mortelle.

Chapitre 4

Le bleu de méthylène et ses alliés dans le traitement métabolique

Il est temps de changer radicalement la façon dont nous envisageons et traitons le cancer. Avec mes équipes, nous nous sommes tournés vers des textes anciens pour nourrir notre réflexion et comprendre les limites des traitements actuels. Il s'agissait de retrouver le chemin qui relie ceux qui, par le passé, ont pensé le cancer autrement. En clair, un chemin logique entre la fermentation cancéreuse d'Otto Warburg, le rôle des électrons démontrés par Szent-Gyorgyi et le traitement du cancer tel que l'ont énoncé Jacobi et ses contemporains.

Le cancer est la conséquence d'une altération du métabolisme cellulaire provoquée par une diminution de la conductivité électronique. Le temps de la recherche est long et imprévisible, mais pendant ce temps, des patients meurent. Le protocole présenté dans ce chapitre est le début d'un changement radical dans la prise en charge du cancer. Il n'entend pas se substituer à la chirurgie ou à la chimiothérapie quand celles-ci sont efficaces. Et il continuera d'être amendé, car d'autres médicaments ciblant le métabolisme peuvent améliorer les résultats. Mais je suis suffisamment convaincu du bien-fondé de cette découverte pour la partager dès aujourd'hui. Ce faisant, je sais que je ne suis pas l'ordre établi de la recherche et que je prends donc un risque. Ce traitement n'a qu'un but : stabiliser la maladie pour gagner du temps. Et sans que le patient soit détruit par des traitements dont nous connaissons tous la violence. Beaucoup reste à faire avant de pouvoir prétendre à une victoire définitive.

Les piliers du traitement métabolique

Nous avons vu plus haut que le cancer est une conséquence de l'effet Warburg. Le but de son traitement est donc de lever cet effet en diminuant le flot électronique et de stopper ainsi la croissance des cellules cancéreuses. Pour cela, plusieurs possibilités s'offrent à nous.

Pour cibler directement les électrons, nous avons recours à de molécules découvertes il y a plus d'un siècle, à savoir le bleu de méthylène ou le dioxyde de chlore. Grâce à l'association de deux compléments alimentaires, l'acide lipoïque et l'hydroxycitrate, nous allons également relancer la mitochondrie pour éviter l'embouteillage métabolique. Le sport est également un des moyens employés pour stimuler l'activité mitochondriale. Enfin, une modification de l'alimentation, permet de diminuer la source des électrons.

Nous en sommes au début de nos recherches. Ce que nous savons, c'est que le traitement traditionnel a une réelle efficacité, mais que, en dehors de cas très rares, nous, médecins, ne savons pas guérir le cancer métastatique. Ce que je propose n'est pas la panacée, mais apporte un progrès probable. Bien sûr, cette approche n'a pas été testée dans le cadre rigoureux des essais thérapeutiques. Cependant, les cas rapportés sont suffisamment probants pour être partagés.

Le bleu de méthylène et le dioxyde de chlore pour capter les électrons

Le but du traitement métabolique est de lever l'effet Warburg. Pour cela, il va falloir réduire l'excès d'électron qui est responsable de la synthèse tumorale. C'est ce que permettent les deux molécules examinées ici.

Le bleu de méthylène

Le bleu de méthylène, ou chlorure de méthylthioninium, dérive du benzène. Comme la flavine adénine dinucléotide (FAD), il peut capter les électrons et les extraire de la cellule pour diminuer la synthèse tumorale.

Cette molécule se manipule sans difficulté (contrairement au dioxyde de chlore, dont je parlerai plus loin) et son coût est minime. Elle est commercialisée sous deux formes : une forme dite chimique et une forme pharmaceutique pure à 99 % et, surtout, non contaminée par les métaux lourds. Cette dernière est plus chère et se trouve uniquement en pharmacie. En Europe, un médecin peut prescrire du bleu de méthylène, qui sera préparé en pharmacie sous forme de gélules (aucun laboratoire pharmaceutique ne commercialise de gélules prêtes à l'emploi).

Pour élaborer notre protocole, nous avons d'abord recherché les données de toxicologie, car il nous fallait une molécule peu toxique.

La dose mortelle de bleu de méthylène est de 42,3 mg/kg en intraveineuse pour un mouton, et de 0,5 mg/kg pour un chien (2 g/kg par voie orale).

Chez l'homme, une dose de 7 mg/kg en intraveineuse peut provoquer nausées et vomissements. Plusieurs essais récents ont donné des doses allant jusqu'à 250 mg par jour sur plusieurs mois. Peu d'effets secondaires ont été rapportés, hormis quelques syndromes confusionnels en conjonction avec la prise d'antidépresseurs.

Nous devions aussi vérifier que le bleu inhibe la fermentation cancéreuse. Or, depuis 1957, aucune publication intéressante n'avait paru sur le sujet. Puis, en 2020, des chercheurs du pôle scientifique Polytechnique Montréal a démontré que le bleu de méthylène réduit l'effet Warburg et la prolifération cellulaire[54]. Plus récemment encore, en 2024, une autre équipe a prouvé que le bleu de méthylène oral freine la croissance des tumeurs ovariennes chez les souris[55].

Il faut du courage pour relancer les vieux médicaments, tant pour les patients que pour les médecins. Nos patients cancéreux ont d'abord commencé par prendre une faible dose (75 mg par jour). Le profil d'innocuité du bleu de méthylène est connu, car cette dose a été utilisée dans plusieurs essais cliniques. Les patients n'ont signalé aucun effet secondaire à l'exception d'une coloration des urines. Une dose de 75 mg par jour semble suffisante dans le traitement des tumeurs à croissance lente, comme dans le cancer de la prostate. En cas de tumeur limitée et de faible grade de Gleason (tumeur de bas grade), les patients se voient souvent proposer une surveillance active, avec une mesure régulière du marqueur tumoral PSA (*prostate specific antigen).* Si le taux de PSA reste stable, il est peu probable que la tumeur se développe. Toucher rectal et biopsies sont effectués à intervalle régulier.

Certains patients refusent la prostatectomie radicale ou la radiothérapie en raison de leurs effets secondaires : la première provoque une impuissance mais aussi, très souvent, des fuites urinaires à l'effort ; la seconde peut être responsable de diarrhées ou d'hémorragies rectales et vésicales. Le bleu de méthylène est alors associé à un régime hypoglucidique, à l'acide lipoïque et à l'hydroxycitate. Les taux de PSA restent stables et la tumeur ne grossit pas. En revanche, le traitement doit se prendre sur le long terme pour éviter que la tumeur repousse.

Évidemment, seuls des essais randomisés réalisés sur le long terme peuvent confirmer ou infirmer cette approche. Le cancer de la prostate est souvent une maladie indolente. Les hommes plus âgés peuvent vivre avec un cancer de la prostate à évolution lente et mourir de vieillesse ou d'une maladie intercurrente. Il reste difficile de déterminer si la chirurgie doit être pratiquée très tôt ou au moment d'une nette progression de la maladie[56].

La dose de 75 mg de bleu de méthylène étant insuffisante pour les tumeurs plus agressives, certains patients ont décidé de passer à 1 g par jour réparti en quatre prises, car cette dose a été signalée comme étant sûre dans le traitement du paludisme. À cette réserve près que le paludisme peut se traiter en quelques jours seulement. Il ne faut pas oublier que le bleu de méthylène est un composé chimique synthétique qui, comme tous les médicaments, entraîne des effets secondaires. Il est excrété intact par le rein et colore les urines en bleu. À une dose élevée, il peut aussi déclencher la sensation d'un besoin intense d'uriner, malgré une vessie quasiment vide. Dans le cadre étroit de la législation, nous n'avons pas pu faire les essais thérapeutiques requis. Malgré des réponses cliniques concordantes, l'absence apparente de toxicité et le faible coût de cette molécule, nous n'avons pas encore réussi à convaincre les décideurs. C'est dire que beaucoup reste à faire.

Pour finir, j'ajouterai que le bleu de méthylène, comme la chimiothérapie et la radiothérapie, produit de l'oxygène singulet (voir page 93). Avec une différence de taille : il est beaucoup moins toxique que la chimiothérapie pour les tissus sains. Chez les patients que je suis, je n'ai jamais observé d'anémie liée à une diminution des globules blancs ni de perte des cheveux. De plus, les effets secondaires urinaires du bleu de méthylène disparaissent dans les heures qui suivent l'arrêt du traitement.

Le traitement par le bleu de méthylène a pour but, avant tout, de gagner du temps. Il ne cherche pas à tuer les cellules tumorales mais à les faire respirer. Il ne tue pas non plus les cellules normales. Mon hypothèse est que cette molécule fait respirer la cellule par les radicaux qu'il génère. C'est là que réside le traitement, et non dans une tentative de tuer la cellule tumorale, au risque de tuer aussi le patient.

Le traitement par le bleu de méthylène a pour but, avant tout, de gagner du temps.

Le dioxyde de chlore

L'histoire du dioxyde de chlore remonte à sa découverte par le chimiste Claude-Louis Berthollet, à la fin du XVIIIe siècle. Quand Louis XVIII meurt, en 1822, son corps est enduit de dioxyde de chlore pour limiter la pestilence. Au milieu du XIXe siècle, un obstétricien hongrois, Ignace Semmelweiss, va tenter d'imposer dans son service la désinfection des mains avec une solution de chlorite, précurseur du dioxyde de chlore, avant la manipulation de parturientes. En 1944, aux États-Unis, l'usine de traitement de l'eau de Niagara Falls a utilisé pour la première fois du dioxyde de chlore pour le traitement de l'eau potable. Aujourd'hui, ce composé est employé comme biocide dans de nombreuses applications industrielles de traitement de l'eau, notamment dans les tours de refroidissement, l'eau de traitement et la transformation des aliments. La toxicité de faibles concentrations de dioxyde de chlore est en outre bien connue, car ce composé est présent dans l'eau potable. Parallèlement, de nombreux praticiens y ont recours dans les traitements non conventionnels du paludisme, des infections torpides et, aujourd'hui, du Covid-19.

Ce sont les malades qui m'ont parlé du dioxyde de chlore, et Internet regorge aussi de témoignages de patients atteints de cancer qui rapportent l'efficacité de ce traitement. Ces paroles méritent d'être entendues, même si elles restent scientifiquement imprécises.

Un homme d'une soixantaine d'années vivant dans le Lot a ainsi sollicité des conseils pour un cancer du pancréas inopérable. N'importe quel médecin connaît la gravité de ce diagnostic. On lui a conseillé de prendre de l'hydroxycitrate et de l'acide lipoïque, de suivre un régime à faible teneur en glucides et une chimiothérapie avec 5-fluorouracil. Il a refusé la chimiothérapie, qu'il a remplacée par du dioxyde de chlore, sur les conseils d'un autre patient. Il a survécu près de trois ans sans chimiothérapie.

Le dioxyde de chlore est une molécule très petite (quelques picomètres) qui peut pénétrer dans n'importe quelle membrane, mais aussi traverser le biofilm et le mucus avec lesquels les bactéries se défendent.

Pour comprendre son mécanisme d'action, nous nous sommes tournés vers la chimie. Dans le milieu acide autour de la tumeur, le dioxyde de chlore forme des ions chlore qui vont se lier au sodium pour créer du chlorure de sodium (le sel de cuisine). Pour ce faire, le dioxyde de chlore va capter cinq électrons. Cette hypothèse a été confirmée par Frédéric Bouillaud, directeur de recherche à l'Inserm (Institut Cochin). Il a exposé au dioxyde de chlore une molécule de NADH, qui a été aussitôt oxydée en NAD. Les électrons nécessaires à la croissance tumorale ont été captés par le dioxyde de chlore. Bouillaud a analysé le NAD et a pu vérifier qu'il n'avait pas été détruit, mais simplement oxydé. La réaction est donc réversible. Nous sommes loin de la toxicité de la chimiothérapie.

Selon des études présentées dans un rapport de l'US Environmental Protection Agency, le niveau sans effet indésirable observable du dioxyde de chlore est de 3 mg/kg de poids corporel et par jour. Soit une dose de 210 mg pour une personne de 70 kg.

Le problème majeur du dioxyde de chlore est son instabilité. Longtemps, les patients l'ont fabriqué en mélangeant le chlorite avec un acide, qui pouvait provoquer des brûlures gastriques s'il était mal dosé. Aujourd'hui, il est possible de se procurer une solution de dioxyde de chlore prête à l'emploi appelée CDS 3 000 (*Chlorine Dioxyde Solution* à 0,003 %) et développée par un physicien allemand, Andreas Kalker. Le CDS est vendu sous forme liquide et doit être dilué dans l'eau. Il doit être réparti en dix prises quotidiennes, car sa demi-vie (temps nécessaire pour que la concentration d'une substance soit diminuée de moitié) est courte.

Le patient débute généralement le traitement par un régime pauvre en glucides (cétogène), associé à la prise d'acide lipoïque, d'hydroxycitrate et de bleu de méthylène. Au bout d'une semaine, le patient commence par 10 ml de CDS 3 000 et augmente la dose de 2 ml par jour. Dès l'apparition de diarrhées, il diminue la dose. Par exemple, si les troubles sont apparus avec une prise de 60 ml de CDS 3 000 par jour, le patient réduit la dose à 55 ml. Si les diarrhées disparaissent, il stabilise les prises à ce niveau. Sinon, il ajuste le dosage jusqu'à ce que les troubles cessent. Pour les cancers digestifs, certains médecins conseillent de compléter le traitement par des lavements au dioxyde de chlore tous les deux jours.

Le CDS a une toxicité aiguë (diarrhée, voire nausées), qui disparaît cependant dès que la dose est diminuée. À ce jour, je n'ai pas eu connaissance de cas de toxicité persistante. De plus, le CDS ne provoque ni perte de cheveux, ni baisse des globules blancs ou rouges, comme les médicaments des chimiothérapies.

Pour en savoir plus sur le dioxyde de chlore et sa préparation, je vous invite à vous reporter page 173.

Acide lipoïque et hydroxycitrate pour relancer les mitochondries

Pour relancer le fonctionnement des mitochondries, il faut corriger l'embouteillage métabolique qui caractérise la cellule cancéreuse. Cette dernière ne peut pas brûler le glucose et lui arracher des électrons et des protons pour les combiner à de l'oxygène afin de former de l'eau.

Nous avons découvert que la combinaison de deux médicaments anciens, l'acide lipoïque et l'hydroxycitrate, pouvait relancer l'activité mitochondriale et ralentir la croissance tumorale. Si les mitochondries recommencent à fonctionner, elles vont générer de la chaleur en brûlant du pyruvate, un dérivé du glucose, et synthétiser de l'eau. La croissance de la cellule cancéreuse ralentit alors.

L'acide alpha-lipoïque a été étudié pour la première fois dans les années 1950. Sa première utilisation concernait la neuropathie périphérique. En cas de diabète mal équilibré, les nerfs perdent graduellement la sensibilité périphérique. Dans notre jargon médical, nous disons que le patient a la sensation d'avoir des jambes en coton. Plusieurs essais cliniques randomisés ont montré à la fois l'efficacité de l'acide lipoïque contre la neuropathie diabétique et l'innocuité de ce traitement.

L'acide lipoïque stimule le rendement énergétique. Un collègue et ami médecin référent d'une équipe cycliste sur le Tour de France nous a rapporté que beaucoup d'athlètes prennent de l'acide lipoïque de leur propre chef pour améliorer leurs performances.

L'efficacité de l'acide lipoïque pour bloquer la croissance tumorale est renforcée quand il est associé à de l'hydroxycitrate. Cette combinaison agit sur des cancers très variés (vessie, côlon, poumon, mélanome, etc.), ce qui montre que les différents cancers constituent en réalité une maladie unique.

Sur le plan réglementaire, l'acide lipoïque est un médicament (administré en intraveineuse) et un complément alimentaire (pris sous forme orale). L'hydroxycitrate est vendu comme complément alimentaire. Ces deux molécules ont déjà été prescrites à des milliers de malades du cancer.

Une diminution du glucose pour réduire la source des électrons

L'avènement du PET-Scan, ou tomographie par émission de positons, a relancé l'intérêt pour les travaux de Warburg. Cet examen qui évalue l'activité et l'étendue de la tumeur montre en effet que plus l'absorption du glucose est élevée, plus le cancer est agressif. Le radiologue injecte du glucose radioactif (fluoro-désoxy-glucose, ou 18F-FDG) dans une veine. Ce traceur radioactif circule dans la circulation et est absorbé par les cellules. Les cellules cancéreuses sont particulièrement avides de glucose, qui peut être visualisé au PET-Scan en raison de sa radioactivité. L'appareil détecte précisément l'extension du cancer et ses métastases. Si le traitement est efficace, l'absorption du glucose va diminuer. Si la tumeur augmente l'intensité de la radioactivité, le nombre et la taille des métastases vont augmenter. Mesurer l'absorption du glucose par un PET-scan est donc un excellent moyen de suivre l'évolution d'une tumeur.

Mesurer l'absorption du glucose est un excellent moyen de suivre l'évolution d'une tumeur.

Comment le glucose agit sur le métabolisme

Comme le diabète, le cancer est une maladie du métabolisme. Dans le diabète, en raison d'un manque d'insuline, le glucose ne peut pas pénétrer dans la cellule. Le patient présente alors un excès de sucre dans le sang et d'un déficit de sucre dans la cellule, qui souffre de malnutrition. Le patient diabétique aura des problèmes neurologiques et pourra même se retrouver dans le coma en raison d'un manque de glucose dans le cerveau. Dans le cas du cancer, c'est le contraire. Le glucose en excès pénètre dans la cellule cancéreuse, qui ne peut pas le brûler et se divise. Le cancer est causé par cette absorption anormale de glucose. C'est ce qu'a montré une expérience que j'ai réalisée avec deux confrères : nous avons pris des prépuces juste après une circoncision d'un bébé, puis délicatement séparé les cellules pour isoler des mélanocytes (cellules pigmentaires), que nous avons exposés à de fortes concentrations de glucose et d'insuline dans des boîtes de Petri. Au lieu d'être quiescents, les mélanocytes ont proliféré, changé de plan en se développant les uns sur les autres et formé des colonies tumorales[57].

Dans les années 1970, des scientifiques pensaient qu'un danger majeur était associé à la consommation de graisses saturées et à un taux de cholestérol élevé, qui pouvait se déposer sur les parois des artères et entraver la circulation sanguine. Par conséquent, le régime alimentaire devait être pauvre en cholestérol, donc riche en sucre. Un non-sens fondé sur des études biaisées financées par l'industrie sucrière et réalisées par des chercheurs sans scrupule[58]. Les données avaient été falsifiées et le cholestérol était innocent. Le véritable coupable de l'épidémie de maladies cardiovasculaires et de cancer, c'est le sucre.

L'impact de la consommation de glucose ne se limite pas au cancer. Les cas de diabète, de maladies cardiovasculaires ou de maladie d'Alzheimer se sont envolés[59]. Aujourd'hui, les glucides représentent 60 % de nos apports caloriques, contre moins de 20 % il y a un siècle. En 1825 déjà, dans *La Physiologie du goût,* le critique gastronomique Brillat-Savarin considérait que l'obésité est une conséquence de l'ingestion d'aliments sucrés. Dans les livres de cuisine anciens, viandes rôties dans la graisse et fromages abondent. Il y a peu de desserts et, surtout, pas de soda !

Car ce n'est pas seulement la consommation de sucre qui a augmenté ; la nature de cet aliment a également changé. Nous sommes passés du glucose au fructose, un sucre qui ne rassasie pas, mais qui stimule au contraire la faim. Le fructose ne peut pas être brûlé par le cerveau, ce qui signifie que les signaux de la satiété ne passent pas. De plus, dans le foie, le fructose se transforme en graisse. C'est la raison de l'épidémie d'obésité chez les adolescents et de stéatose hépatique non alcoolique (NASH). Le fléau du fructose ressemble à celui du tabac dans les années 1950. Tout le monde en connaît la toxicité, mais l'industrie agroalimentaire continue de subventionner des études biaisées[60].

Une alimentation pauvre en glucides : régime hypoglucidique ou cétogène

Aujourd'hui, les glucides représentent 60 % des calories consommées. Pour réduire la consommation de glucose, nous devons retourner à l'alimentation de nos grands-parents, composée majoritairement d'aliments bruts ou peu transformés.

Certains préconisent de réduire simplement la consommation de glucose, comme dans le cas du régime hypoglucidique (*low carb* en anglais), où les glucides ne représentent que 20 % à 30 % des calories. Pour combattre le cancer, le régime cétogène va plus loin en proposant une alimentation riche en lipides et pauvre en glucides (moins de 10 % des calories).

Dans le régime cétogène, le corps peut synthétiser du sucre à partir des protéines qu'il ingère (néoglucogénèse). Ce qui change, c'est la disparition des pics de glycémie (taux de sucre dans le sang) après un repas. Avec une alimentation riche en sucre, le glucose passe la barrière intestinale et se retrouve en quantité dans le sang juste après le repas. Ce pic de glycémie entraîne la sécrétion d'insuline, une hormone qui stimule la croissance des cellules cancéreuses. Le but du régime cétogène n'est pas de réduire la glycémie, mais d'abaisser la synthèse de l'insuline.

Si le corps reçoit peu de glucides, il va tirer son énergie des corps cétoniques, des molécules produites par le foie lors de la dégradation des lipides. Il existe trois corps cétoniques : l'acétone, l'acétylacétate et le bêta-hydroxybutyrate. Ce sont des produits du métabolisme des graisses. Les corps cétoniques sont synthétisés quand il y a carence en glucose, par exemple la nuit. Quand ils sont présents en quantité importante dans le sang, on parle de cétose (la personne dégage alors une haleine particulière).

Le régime cétogène a une longue histoire en médecine. Hippocrate, le célèbre médecin de la Grèce antique, citait déjà son efficacité dans le traitement de l'épilepsie (voir encadré).

Le régime cétonique contre l'épilepsie

Il existe des formes graves d'épilepsie que les médicaments ne peuvent contrôler, mais le régime cétogène a montré son efficacité dans ces cas précis : il y a plus de 50 % de chances qu'il permette d'espacer, voire de contrôler ces crises[61]. C'est pourquoi, dans les services neurologiques de nombreux hôpitaux, on trouve des diététiciens spécialisés dans le régime cétogène.

Les neurones impliqués dans les crises d'épilepsie sont sous le contrôle d'autres neurones qui les inhibent. La cause de l'épilepsie est un dysfonctionnement de ces neurones inhibiteurs. Lors d'une crise, les neurones inhibiteurs fonctionnent mal, les mouvements deviennent incontrôlables. Ces neurones inhibiteurs sont malades, car ils n'arrivent pas à brûler le sucre. Le régime cétogène leur permet de brûler des corps cétoniques à la place du glucose, donc de fonctionner de nouveau normalement et, ainsi, de bloquer les crises d'épilepsie.

L'emploi du régime cétogène dans le traitement du cancer est une conséquence des travaux de Warburg. C'est le médecin allemand Wilhem Brüning qui l'a utilisé pour la première fois, en 1942, en l'associant avec des injections d'insuline (pour diminuer la glycémie) et des perfusions de vitamine C[62]. Au début, les tumeurs ont répondu à ce traitement, mais le cancer a recommencé à se développer au bout de quelques semaines.

Des milliers de patients atteints de cancer font pourtant le choix du régime cétogène. De fait, ce régime semble ralentir la progression du cancer. Mais il ne le guérit pas.

La cellule cancéreuse est une cellule malnutrie. Elle capte le glucose qu'elle ne peut pas digérer, provoquant ainsi un embouteillage métabolique. Pour survivre, elle doit brûler d'autres substrats : la glutamine et les corps cétoniques. Les résidus de glucose non brûlés vont alimenter à la fois la sécrétion d'acide lactique et la prolifération des cellules.

Deux écoles se font face. Pour la première, la cellule tumorale ne peut pas brûler le glucose et donc fermente. Si on supprime le sucre, elle manquera de nourriture, ne pourra pas fermenter et mourra. Pour la seconde, dont je fais partie, le cancer ne peut pas brûler le sucre et il a donc besoin de corps cétoniques pour survivre.

Des chercheurs canadiens disposant d'un cyclotron capable de synthétiser des corps cétoniques radioactifs (donc traçables) les ont injectés à des souris atteintes d'un cancer. Ils ont observé que les tumeurs ingèrent les corps cétoniques, confirmant que les cétones sont une nourriture de choix pour le cancer[63].

Les travaux de Maurice Israël vont aussi dans ce sens. Ce célèbre biochimiste a analysé les différentes voies métaboliques des cellules normales et des cellules cancéreuses. La cellule normale peut brûler du

Figure 6 : Le cancer peut se nourrir des corps cétoniques.

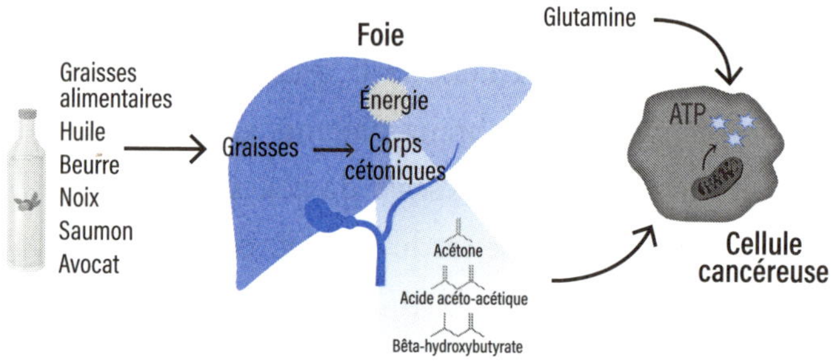

Les cellules cancéreuses ne parviennent pas à brûler le glucose mais elles ont la capacité de brûler certains dérivés des graisses, les corps cétoniques, et des acides aminés comme la glutamine.

sucre ou des acides gras, alors que la cellule cancéreuse ne parvient pas à brûler complètement le glucose. Comme la fermentation du glucose ne lui amène pas suffisamment d'énergie, elle survit grâce à la combustion des corps cétoniques. Pour Maurice Israël, il faut bloquer cette combustion afin de priver la cellule cancéreuse d'énergie, ce qui contribue à réduire sa croissance[64]. Il semble que le Lithostat, un médicament qui diminue le risque de calculs rénaux, puisse bloquer la combustion des corps cétonique dans le cancer. Faute d'expérience clinique, je ne peux pas me prononcer sur son emploi.

Chez leurs patients qui suivent le régime cétogène, les oncologues observent souvent une amélioration de leur état global, une augmentation de l'activité physique et un bien-être général, malgré la maladie. Le régime semble donc améliorer la qualité de vie[65].

Par ailleurs, de nombreux patients atteints de glioblastome (une forme agressive de cancer du cerveau) témoignent de l'efficacité du régime cétogène. Dans cette forme de cancer, la tumeur ne peut pas brûler les corps cétoniques en raison d'une mutation de son génome. Dans ce cas, le régime cétogène est sans danger[66].

Les opposants à ce régime soulignent le manque d'essais randomisés testant son application dans le traitement du cancer. Et ils ont raison. Les patients sont laissés à eux-mêmes et tentent de s'y retrouver entre des milliers de témoignages sur Internet et de livres à la fiabilité douteuse. Il y a longtemps que les autorités sanitaires auraient dû procéder à des tests rigoureux. Les patients paient le prix de l'absence de données fiables. À l'exception d'un petit essai (positif), il n'existe aucun essai clinique randomisé évaluant l'intérêt du régime cétogène[67].

Quelle alimentation adopter ?

Le glucose en excès est dangereux. Les corps cétoniques aussi, probablement. C'est pourquoi je préfère conseiller un régime amaigrissant si le patient est en surpoids, et j'incite également les malades à réduire *tous l*es sucres.

Si le patient est obèse, il doit perdre du poids pour retrouver un indice corporel normal. L'obésité est en effet l'une des causes du cancer, quelle que soit l'origine de la maladie. Chez les animaux, on a d'ailleurs observé que la restriction calorique ralentissait l'apparition et le taux de croissance des cancers[68]. Pour perdre du poids, le patient doit suivre un régime hypocalorique pauvre en glucides, associé ou non à un jeûne intermittent (un repas par jour – voir encadré), tant que son poids n'est pas revenu dans une fourchette normale.

Si le patient est très amaigri, il doit prendre du poids pour cesser de puiser dans ses réserves, principalement de graisses et de protéines. Il est en danger de malnutrition. Il ne faut donc pas lui prescrire un régime hypocalorique, encore moins un jeûne intermittent.

Si le patient a un poids normal, la quantité de glucose doit être diminuée. Mais jusqu'à quel point? Il n'y a pas de consensus scientifique. Je laisse donc au patient le choix entre un régime pauvre en glucides et un régime cétogène. Il me semble évident qu'il faut diminuer l'apport en glucose pour baisser l'insuline. Mais le régime cétogène est difficile à suivre et les données validant son utilisation généralisée font défaut.

Jeûne et cancer

Dès le XIXe siècle, le jeûne a été proposé dans le traitement du cancer. Un jeûne strict peut faire baisser de 20 % la glycémie, incitant alors l'organisme à puiser dans ses réserves de protéines pour produire du glucose. De plus, il n'y a pas de sécrétion d'insuline après le repas, ce qui ralenti la croissance tumorale[69].

À ce jour, il n'existe aucun essai thérapeutique testant l'intérêt du jeûne chez les patients atteints de cancer. Le jeûne ne peut pas être breveté. Il y a peu d'argent à gagner. De plus, il est notoirement difficile de vérifier ce que mange réellement le patient. Le sujet du jeûne est aujourd'hui miné par des conflits entre chapelles rivales. Certains « experts » conseillent de jeûner sur de longues périodes, d'autres sur des périodes courtes mais répétées (en moyenne 16 h tous les jours), d'autres encore préconisent trois jours de jeûne par semaine. C'est dire l'absence de consensus scientifique sur ce sujet.

Des sports d'endurance pour relancer la mitochondrie

Pour la plupart des chercheurs, le cancer regroupe une grande variété de maladies avec des pronostics, des sites d'origine et des modes de propagation différents. Mais malgré cette apparente complexité, il y a une unité sous-jacente. Le cancer est une maladie simple. C'est l'idée centrale d'un article majeur publié en 2011 dans la revue scientifique *Cell*. Les auteurs, Douglas Hanahan et Robert Weinberg, s'accordent à penser que la complexité du cancer peut être réduite à quelques principes sous-jacents. L'article soutient que tous les cancers partagent huit caractéristiques qui régissent la transformation des cellules normales en cellules cancéreuses :

1. Les cellules cancéreuses stimulent leur propre croissance.
2. Elles résistent aux signaux inhibiteurs qui pourraient autrement arrêter leur croissance.
3. Elles résistent à leur mort cellulaire programmée.
4. Elles stimulent la croissance des vaisseaux sanguins pour fournir des nutriments aux tumeurs.
5. Elles peuvent se multiplier à l'infini.
6. Elles envahissent les tissus locaux et se propagent à des sites métastatiques.

7. Elles ont un métabolisme anormal.
8. Elles échappent à la vigilance du système immunitaire.

Ces huit caractéristiques sont une conséquence directe de l'effet Warburg, qui agit comme un goulot d'étranglement. Les cellules ne peuvent pas brûler le glucose parce que le pyruvate ne peut pas atteindre les mitochondries. Par conséquent, le pyruvate ne peut pas être brûlé en gaz carbonique et en eau pour fournir de l'énergie à la cellule. Le rendement énergétique n'est plus que de 5 % de celui d'une cellule normale. Pour survivre, la cellule cancéreuse doit ouvrir ses portes à une quantité accrue de glucose. Le glucose qui ne peut pas être brûlé sera en partie transformé en acide lactique excrété par la cellule ; le reste sera converti en biomasse.

En laboratoire, on trouve des preuves du rôle majeur de l'effet Warburg quand le chercheur injecte, avec une micropipette, des mitochondries normales dans les cellules cancéreuses. La cellule cancéreuse est de nouveau capable de brûler du pyruvate et la croissance s'arrête. Ces cellules sont redevenues bénignes. Autrement dit, le chercheur a rétabli la respiration cellulaire.

La prolifération cellulaire est une conséquence directe de l'effet Warburg. Comme la cellule ne peut pas brûler complètement son combustible, elle utilise le glucose pour synthétiser des lipides, des protéines et de l'acide nucléique, dont elle a besoin pour se diviser. Or, quand une cellule ne cesse de se diviser, des dendrites tumorales fusent et envahissent tout l'organe. Dans l'espace limité de la cellule organique affectée, cette prolifération entraîne une augmentation de la pression. Les cellules sont liées entre elles par des *gap junctions,* des structures qui leur permettent d'échanger des molécules. Sous l'effet d'une pression accrue, les cellules vont se désolidariser. Certaines s'échappent dans les tissus environnants et pénètrent dans la circulation sanguine pour former des colonies distantes : les métastases.

Pour empêcher la cellule cancéreuse de synthétiser de la biomasse, et donc empêcher la croissance cellulaire qui résulte de l'effet Warburg, le patient doit manger moins de glucose et il doit aussi mieux le brûler. Il s'agit d'augmenter la libération d'entropie sous forme de chaleur, ce qui permettra à la cellule de respirer.

Pour empêcher la croissance cellulaire le patient doit mieux brûler le glucose..

Lorsque Winston Churchill a été interrogé sur sa bonne santé à la fin de sa vie, il a répondu en fumant son célèbre cigare : « Pas de sport. » Il avait tort – et d'ailleurs il mentait, car il a pratiqué le polo jusqu'à la soixantaine.

Le sport a de multiples effets bénéfiques. Il augmente le sentiment de bien-être, prévient le surpoids et ralentit la progression des cancers. De nombreux essais randomisés ont suivi, sur de longues périodes, des patients atteints d'un cancer. On impose à un groupe de patients une activité physique quotidienne tandis que l'autre groupe n'y est pas astreint, et l'on compare la progression du cancer dans les deux groupes. Plusieurs années plus tard, l'impact sur la survie est majeur. Une publication a ainsi montré que la pratique d'un sport après la chirurgie d'un cancer du sein augmente la survie beaucoup plus que la chimiothérapie adjuvante[70].

Cependant, tous les sports n'ont pas les mêmes effets. Lorsque le besoin énergétique est immédiat, comme dans un sprint, les mitochondries ne sont pas utilisées. Ainsi, le coureur qui s'élance pour un 100 mètres aura recours à la glycolyse anaérobie – au sein des cellules, le sucre sera décomposé en acide lactique en quelques centièmes de seconde. La quantité d'énergie fournie sera limitée, mais elle sera libérée très rapidement.

On ne peut pas demander au sprinteur de courir un marathon à la vitesse d'un sprint, à cause de l'épuisement de ses réserves énergétique. De même, un guépard peut courir à près de 100 km/h, mais s'arrêtera épuisé au bout de quelques centaines de mètres, car il aura produit trop d'acide lactique.

Les sports d'endurance, en revanche, stimulent la respiration cellulaire. Pour les patients atteints de cancer, marcher régulièrement ou courir sont des activités qui permettent d'augmenter la libération d'énergie sous forme de chaleur[71]. Le sport stimule la formation de mitochondries et permet à la tumeur de brûler du glucose, ce qui empêche les cellules cancéreuses de se diviser davantage, donc de proliférer.

Le protocole

Nous nageons en plein inconnu, car les essais thérapeutiques que j'ai demandés avec la plus ardente vigueur n'ont jamais été réalisés.

Quitte à me répéter, le patient doit s'enquérir en premier lieu du pronostic. S'il est bon, il n'y a aucune raison de modifier le traitement conventionnel. S'il est mauvais, associer le traitement métabolique à un traitement conventionnel peut être une option pertinente. Tous les traitements conventionnels n'ont pas la même toxicité. En chimiothérapie, le 5-fluorouracile a une efficacité curative reconnue et il est dénué d'effets secondaires majeurs. Bloquer des voies métaboliques cruciales avec une thérapie ciblée peut également être judicieux. Mais la combinaison du traitement classique et du traitement conventionnel n'aura de sens que si le patient est suivi de près et que les masses tumorales sont régulièrement mesurées par un examen clinique ou radiologique.

En résumé

- Bleu de méthylène : 250 mg quatre fois par jour
- Dioxyde de chlore sous forme de CDS (solution de dioxyde de chlore) : selon la tolérance.
- Acide lipoïque : 800 mg deux fois par jour.
- Hydroxycitrate : 500 mg trois fois par jour.
- Régime pauvre en glucides et hypocalorique.
- Activité physique : 5 à 10 km de marche par jour.
- Dosage des marqueurs tumoraux chaque semaine afin d'adapter le traitement.
- Thérapie ciblée si possible.
- Hormonothérapie si possible.
- L'intérêt d'une chimiothérapie/immunothérapie concomitante doit être discuté au cas par cas.

Figure 7 : mode d'action des différents traitements du cancer.

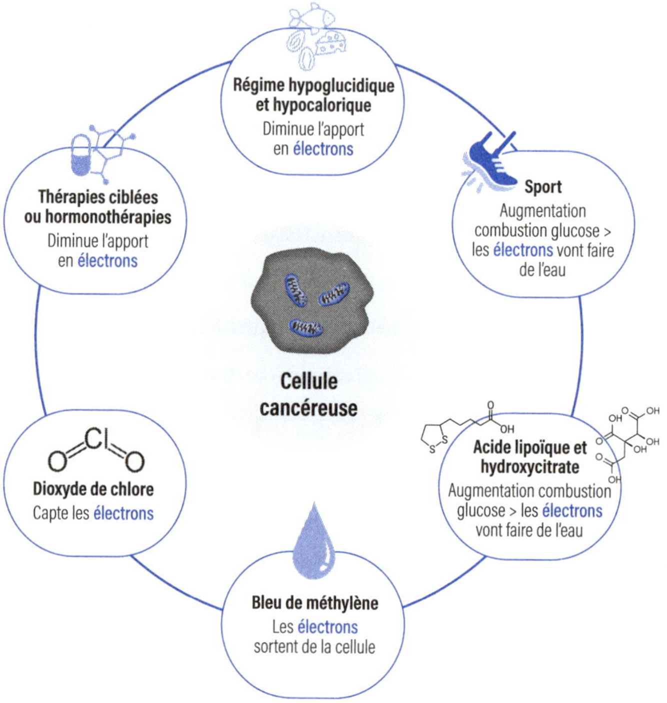

En attendant les essais : le traitement du cancer métastatique

Il est très difficile de donner des conseils définitifs sur le traitement d'une maladie mortelle lorsque les essais cliniques rigoureux n'ont pas été réalisés. De toute façon, il est hors de question de modifier un traitement efficace. En cas de cancer localisé à son site d'origine, une intervention chirurgicale doit être réalisée.

En cas d'excision incomplète, une radiothérapie suit l'intervention chirurgicale. Ces procédures ont donné un taux de réussite important dans le cas de tumeurs réduites, sans signe d'agressivité (faible grade, absence d'infiltration vasculaire et absence d'atteinte ganglionnaire). Il n'y a donc aucune raison de changer un traitement qui marche.

En cas de propagation à distance (métastases), le pronostic est généralement sombre, à l'exception notable des lymphomes de haut grade, de la maladie de Hodgkin ou de certains cancers des testicules, qui peuvent être traités avec succès par la chimiothérapie conventionnelle. Dans ces cas-là, le traitement ne doit pas être modifié. Mais le pronostic de la majorité des cancers métastatique est mauvais, car l'efficacité des traitements est limitée.

En cas de symptômes

La croissance du cancer est généralement continue, mais elle est rarement douloureuse. C'est pourquoi le cancer est aussi difficile à diagnostiquer. Sa croissance est longtemps pernicieuse. Ce n'est que lorsqu'il a atteint un certain seuil que les patients se sentent malades. Le cancer peut avoir effondré une bronche, entraînant une difficulté respiratoire ou une infection.

Il peut être responsable d'un épanchement de la plèvre ou d'un dysfonctionnement hépatique. Les métastases cérébrales peuvent entraîner un déficit ou des convulsions. Avant de débuter un traitement de fond, il faut lever ces écueils.

Une prothèse peut lever l'obstacle au niveau de la bronche ou du foie. L'épanchement pleural, s'il est important, peut être drainé. La douleur provenant des métastases osseuses peut être traitée par radiothérapie palliative. Le déficit dû aux lésions cérébrales peut être traité par chirurgie et/ou radiothérapie. La cachexie due au cancer métastatique constitue également une urgence. Le meilleur traitement est une chimiothérapie efficace. Le patient peut retrouver force et vigueur avant de débuter le traitement métabolique.

En l'absence de symptômes majeurs

Très souvent, le cancer s'est propagé à des organes éloignés, mais le patient se sent relativement bien. La première étape consiste à évaluer la situation. Dans la plupart des centres d'oncologie, le médecin ne parle pas de pronostic ni d'espérance de vie, mais de taux de réponse, car il est conscient que la réponse au traitement est toujours passagère et parfois brève. De son côté, le patient a souvent trop peur pour poser clairement des questions sur sa survie.

Dire la vérité est inconfortable pour le médecin, difficile à recevoir pour le patient. Très souvent, cette étape cruciale est laissée à une infirmière dédiée et à un psychologue qui tenteront d'atténuer l'anxiété du patient. Le taux de survie des cancers métastatiques du poumon, du pancréas, du foie et de la vésicule biliaire ne dépasse pas quelques mois. Les tumeurs cérébrales comme le glioblastome ont également un mauvais pronostic. La survie des cancers métastatiques du sein ou du rein est généralement plus longue, mais de quelques années tout au plus.

En l'absence de symptômes, le cancer métastatique ne constitue pas une urgence médicale. Le traitement est au mieux palliatif. Le patient peut s'accorder le temps de la réflexion et demander éventuellement un deuxième avis. Mais les centres universitaires suivent généralement les mêmes protocoles. Un deuxième avis conduira donc, le plus souvent, à la même conclusion.

En l'absence de symptômes, le cancer métastatique ne constitue pas une urgence médicale.

Résultats cliniques

Comme je l'ai répété à plusieurs reprises dans ce livre, les essais cliniques cruciaux sur le traitement métabolique du cancer n'ont pas été réalisés. Je peux seulement rapporter ce que les patients observent. À mon sens, un petit nombre de cas cliniques est suffisamment riche d'enseignement pour constituer une preuve.

Je diviserai le cancer en deux sous-groupes : les cancers à croissance lente et les cancers agressifs (qui concernent de nombreux patients). Par croissance lente, j'entends que l'espérance de vie est de plusieurs années au moins, contre quelques semaines seulement pour les tumeurs à croissance rapide.

Le cancer de la prostate compte parmi ceux dont les tumeurs se développent lentement, et beaucoup de patients refusent une prostatectomie radicale par crainte d'impuissance et de fuites urinaires. Dans certains cas, le grade tumoral est faible et le cancer limité à la prostate. L'urologue recommande alors une surveillance active avec des biopsies transrectales à répétition. D'autres fois, c'est le patient qui refuse la recommandation de l'urologue ayant peur des conséquences de la chirurgie.

Pour les cancers à croissance lente

- Bleu de méthylène : 75 mg par jour.
- Acide lipoïque : 800 mg deux fois par jour.
- Hydroxycitrate : 500 mg trois fois par jour.
- Régime pauvre en glucides.
- Activité physique : 5 à 10 km par jour de marche lente.
- Le traitement sera surveillé par une évaluation hebdomadaire des marqueurs tumoraux. En cas de diminution ou de stabilisation, le traitement sera poursuivi. En cas d'augmentation rapide, la chirurgie sera indiquée.

En cas de tumeur plus agressive

- Bleu de méthylène : 250 mg quatre fois par jour.
- Dioxyde de chlore sous forme de CDS : selon la tolérance.
- Acide lipoïque : 800 mg deux fois par jour.
- Hydroxycitate : 500 mg trois fois par jour.
- Thérapie ciblée ou hormonothérapie si possible.
- Régime pauvre en glucides et hypocalorique.
- Activié physique si possible : 5 à 10 km de marche par jour.

Prenons l'exemple d'un cancer de la prostate métastatique. Le cancer s'est propagé aux ganglions lymphatiques et/ou aux os. La destruction du squelette par les métastases osseuses provoque des douleurs incessantes et effroyables. L'hormonothérapie peut soulager les symptômes, mais le cancer finira par repousser. L'hormonothérapie a en outre des effets secondaires, entre autres des bouffées de chaleur, un syndrome de fatigue et des douleurs osseuses. Quelques patients présentant une croissance incessante du cancer ont choisi la thérapie métabolique. Quelques semaines après le traitement métabolique, le PSA a cessé d'augmenter et a commencé à diminuer lentement.

Le glioblastome, forme agressive de tumeur cérébrale, résulte parfois d'une tumeur préexistante qui a évolué de bas grade (gliome) à haut grade (glioblastome). Le pronostic est sombre. La thérapie métabolique semble retarder la rechute. L'évolution de la tumeur étant difficile à évaluer et en l'absence de marqueurs tumoraux, le médecin ne peut s'appuyer que sur l'examen neurologique et l'IRM – cette dernière peut toutefois être difficile à interpréter en cas

Nous ne connaissons pas la durée du sursis apporté par le traitement métabolique.

de changements subtils dans un cerveau opéré et qui a reçu une radiothérapie à forte dose.

À l'heure actuelle, nous ne connaissons pas la durée du sursis apporté par le traitement métabolique. Mais l'histoire naturelle de la maladie a changé : si les patients ne sont pas guéris, ils peuvent mener une vie normale.

Les cancers les plus agressifs : le traitement n'est pas encore au point

Le temps de doublement de la tumeur peut être estimé par l'évolution des marqueurs tumoraux. Une prise de sang permet souvent d'identifier un syndrome inflammatoire avec une augmentation de la CRP et de la vitesse de sédimentation.

Plus ce temps de doublement est court, plus la tumeur est agressive. La chimiothérapie est alors nécessaire pour la réduire rapidement. Il semble que le traitement métabolique rende la chimiothérapie plus efficace. Les patients suivent un traitement conventionnel combiné à un traitement métabolique. Mais ce dernier semble perdre en efficacité lorsque le temps de doublement du cancer est court.

Cela est surtout vrai après une chimiothérapie intensive. En cas de rechute, le patient se voit offrir les meilleurs soins de soutien et cherche une alternative. Il est malheureusement trop tard pour nous. Les mitochondries ont été endommagées par la chimiothérapie et (à ce jour) nous ne parvenons pas à arrêter la fermentation.

Maurice Israël suggère de bloquer l'entrée des corps cétoniques dans la tumeur et je crois à son intuition. Mais il n'y a aucune donnée qui permettrait de valider cette hypothèse.

Le traitement adjuvant

Le scanner, l'IRM et le PET-Scan ne montrent pas de propagation du cancer à distance. Mais ces examens radiologiques ont leurs limites. Ils ne peuvent pas détecter les tumeurs inférieures à 1 cm^3, ce qui correspond à un milliard de cellules. Ce qui signifie que l'oncologue ne peut pas détecter de petites lésions. Par contre, il connaît la probabilité qu'elles existent.

Après une intervention chirurgicale, l'oncologue estime le risque de propagation à distance et de décès ultérieur. Il prend en compte la taille de la tumeur, le grade de la lésion et, surtout, la propagation aux ganglions lymphatiques. Par exemple, le risque de propagation à distance d'une petite tumeur du sein (moins de 2 cm) sans atteinte ganglionnaire est inférieur à 10 %. Cela signifie que, pour la grande majorité des patients, le risque de décès est minime. Lorsque le cancer s'est propagé au ganglion lymphatique, ce taux est plus élevé ; si plus de trois ganglions lymphatiques ont été contaminés par un cancer, le risque de rechute métastatique (et de décès) est d'environ 80 %.

Dans les années 1970-1980, des essais cliniques ont démontré que la chimiothérapie administrée en l'absence de maladie démontrable retardait l'apparition de métastases à distance et, dans certains contextes, améliorait la survie. Depuis, des traitements plus agressifs ont été mis au point. Ils retardent clairement l'apparition des métastases, mais la question de savoir s'ils améliorent ou non la survie à long terme reste ouverte. La chimiothérapie adjuvante a des effets secondaires lourds et beaucoup de patients hésitent à le suivre ce traitement. Pour ma part, je ne suis pas en mesure de répondre à cette interrogation légitime.

Adaptation et suivi du traitement

Aujourd'hui, l'oncologue qui prescrit un traitement pour un cancer métastatique ne peut pas être sûr de son efficacité. Il évalue la réponse tumorale plusieurs semaines plus tard. Il peut mesurer la taille de la tumeur par palpation directe (lorsque cela est possible) ou par imagerie. Il vérifie également l'efficacité du traitement sur les conséquences de la tumeur. Si le traitement est efficace, la fièvre provoquée par le cancer ou l'épanchement pleural provoqué par des métastases devrait diminuer, et le patient devrait se sentir mieux.

Ce délai de plusieurs semaines s'explique de plusieurs façons. En premier lieu, il faut un minimum de temps pour observer la réponse tumorale, c'est-à-dire la diminution de la taille de la tumeur. En second lieu, l'oncologue n'a pas grand-chose à offrir, car il sait que les traitements de deuxième ou de troisième intention sont rarement efficaces. Il n'y a donc pas d'urgence à changer de traitement, car il n'existe pas d'alternative viable.

Le but du traitement métabolique contre le cancer n'est pas de guérir le patient, mais de lui permettre de survivre. Nous sommes heureux si le cancer se stabilise ou s'il se développe lentement. Il faut simplement vérifier régulièrement l'efficacité du traitement pour pouvoir le moduler.

Le but du traitement métabolique contre le cancer n'est pas de guérir le patient, mais de lui permettre de survivre.

Le marqueur tumoral le plus connu est le PSA (*prostate specific antigen*), sécrété par la prostate et dont des niveaux élevés indiquent un cancer de la prostate. En cas de cancer déjà présent, une augmentation du taux de PSA signale une croissance tumorale. Le marqueur du cancer de l'ovaire est le CA 125 ; celui du cancer du sein est le CA 15-3 ; pour le pancréas, c'est le CA19-9 ; pour le côlon, enfin, c'est l'antigène carcino-embryonnaire (ACE).

La plupart des tumeurs, à l'exception notable de celles du cerveau, sécrètent des marqueurs tumoraux qui peuvent être utilisés pour évaluer la réponse tumorale. Au début du traitement, les patients doivent être examinés souvent et les marqueurs tumoraux sont à évaluer toutes les semaines, en traçant des courbes. Une augmentation constante indique une croissance tumorale, tandis qu'une diminution signale une amélioration. Un examen radiologique doit également être effectué régulièrement (tous les mois ou tous les deux mois), et il confirme généralement la mesure des marqueurs tumoraux. Ce suivi étroit permet d'ajuster le traitement quand les données évoluent. Les patients commencent le traitement avec un régime pauvre en glucides, de l'acide lipoïque, de l'hydroxycitrate, du bleu de méthylène et éventuellement, un peu plus tard, du dioxyde de chlore. Ce protocole est associé à une thérapie ciblée ou à une hormonothérapie quand c'est possible. Si le traitement n'a pas conduit à une stabilisation des marqueurs tumoraux en quelques semaines, le patient doit débuter un traitement conventionnel complémentaire.

Cette attitude n'est raisonnable que si les chances de survie avec le traitement conventionnel sont faibles et que le patient a le désir de tester une autre voie. Cette approche a cependant ses limites. Le traitement est long à mettre en œuvre, ce qui signifie qu'il n'est pas envisageable si le patient a seulement quelques semaines à vivre. Ce dernier doit également être dans un état physique raisonnable, sans défaillance d'organe (insuffisance cardiaque, insuffisance rénale...). Le traitement métabolique ne peut pas être proposé lorsque toutes les autres options ont échoué et que la mort est imminente.

Études de cas

Cas n° 1 : sarcome métastatique de l'utérus

En mai 2017, une patiente de 52 ans souffre depuis deux ans d'un sarcome utérin de haut grade, métastasé aux poumons peu après le diagnostic. En 2015, son cancer a été traité par chimiothérapie (doxorubicine, cisplatine et ifosfamide). La tumeur a régressé complètement, avant de réapparaître quelques mois plus tard. Une nouvelle chimiothérapie à base de trabectédine a été mise en place début 2016. La maladie s'est stabilisée pendant quelques mois et les métastases pulmonaires ont été stérilisées par radiothérapie.

En mai 2017, de multiples récidives méningées ont été découvertes, provoquant de violents maux de tête et des vomissements. Le diagnostic de méningite carcinomateuse a été suggéré par l'IRM et confirmé par la présence de cellules cancéreuses dans le liquide céphalo-rachidien. Même si le traitement à la cortisone a soulagé la douleur, le médecin a prévenu la patiente et son mari qu'il ne lui restait que quelques semaines à vivre. La patiente a refusé la chimiothérapie palliative.

Dès sa sortie de l'hôpital, elle a commencé seule, sans surveillance médicale, un traitement à l'acide lipoïque et à l'hydroxycitrate, associé à du dioxyde de chlore sous forme de CDS puis de bleu de méthylène. Les maux de tête ont disparu en quelques jours et la patiente a repris des forces. Sept ans plus tard, elle se porte bien et travaille.

Cas n° 2 : mélanome métastatique.

En 2016, cette dame de 74 ans souffre d'un mélanome à la jambe gauche. Elle a été opérée en 2016 et le cancer a récidivé six mois plus tard sur la peau et les ganglions lymphatiques. Une hémorragie abdominale a été provoquée par une immunothérapie à l'interféron avec le nivolumab, traitement qui s'est révélé inefficace. La radiothérapie des multiples métastases cutanées n'a pas permis de stériliser les lésions. En 2020, le traitement au Déticène a échoué, tout comme celui au Keytruda en février 2021. En juin de la même année, la jambe gauche est tapissée d'une peau suintante et les ganglions lymphatiques sont métastatiques. Des soins palliatifs sont recommandés. La patiente commence alors le même traitement que celui adopté par le cas n° 1.

En quelques jours, les métastases ont commencé à régresser et ont cessé de suinter. Un nouveau PET-scan a confirmé la rémission partielle trois mois plus tard. Malheureusement, un an plus tard, les métastases ont réapparu et la patiente a été placée, à sa demande, en soins palliatifs. Elle est décédée depuis.

Cas n° 3 : patient atteint d'un cancer de la prostate (récidive locale)

Le patient, âgé de 56 ans, a subi en juin 2021 une prostatectomie radicale pour un adénocarcinome prostatique de Gleason 7 (score qui mesure le degré d'agressivité du cancer de prostate). Les marges chirurgicales étaient positives (présence de cellules cancéreuses sur les bords du tissu qui a été retiré). Une récidive locale a été diagnostiquée peu après. Le patient a refusé la radiothérapie postopératoire et l'hormonothérapie. En septembre 2022, un PET-scan révèle une récidive locale de 7 × 8 mm au niveau de l'apex.

Figure 8 : taux de PSA de janvier 2021 à mai 2024.

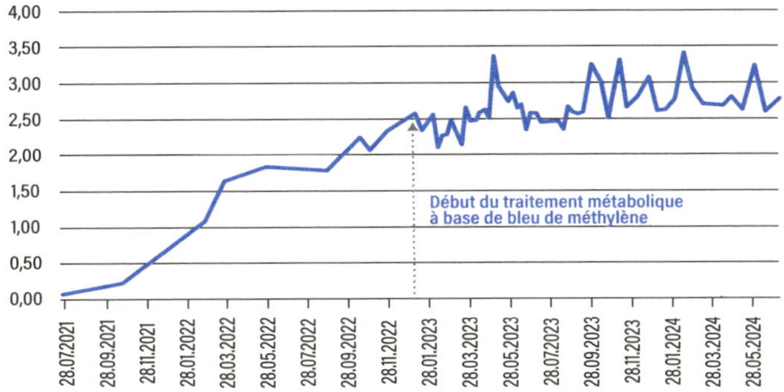

Le début du traitement métabolique, fin novembre 2022, a coïncidé avec la stabilisation du taux de PSA. Un nouveau scanner a montré une récidive locale stable. Le patient n'a signalé aucun effet secondaire majeur.

Cas n° 4 : patient atteint d'un cancer métastatique de la prostate

Ce patient de 74 ans souffre d'un adénocarcinome prostatique de Gleason 8 métastasé au niveau du ganglion lymphatique. Il a refusé le traitement conventionnel (radiothérapie et hormonothérapie). Le taux de PSA est passé de 10 ng/ml le 20 décembre à 70 ng/ml le 23 décembre, au début du traitement, puis il s'est stabilisé à partir du 24 février. Le patient a signalé plusieurs épisodes d'hématurie (présence de sang dans les urines) ayant entraîné une transfusion. La cystoscopie était normale.

Cas n° 5 : lymphome métastatique

Ce patient de 66 ans souffre d'un lymphome métastatique diffus, traité d'abord par l'association vénétoclax et rituximab, puis par vénétoclax seul. Huit mois plus tôt, il a arrêté la chimiothérapie et a commencé un traitement à base d'acide lipoïque, hydroxycitrate, bleu de méthylène et dioxyde de chlore sous forme de CDS. Les ganglions lymphatiques axillaires et claviculaires ont disparu et ne sont pas réapparus depuis. Aucun effet secondaire n'a été signalé.

Cas n° 6 : leucémie lymphoïde chronique

Cette patiente de 70 ans a été diagnostiquée en 2021 pour une leucémie myéloïde chronique. Le nombre de globules blancs était de 15 000/ml. Il est passé à 125 000 en juin 2023, lorsque la patiente a commencé le traitement métabolique. Deux ans plus tard, il était de 160 000 et s'est ensuite stabilisé.

Cas n° 7 : glioblastome

Ce patient de 49 ans a subi une excision partielle d'un glioblastome en août 2023. Un mois plus tard, la tumeur s'est propagée, rendant impossible une radiothérapie à haute dose. On a proposé au malade une chimiothérapie palliative qu'il a refusée. Il a commencé le traitement métabolique aussitôt, avec une IRM cérébrale tous les mois. Quatre mois plus tard, le patient menait une vie normale et avait repris le travail. La dernière IRM montrait une diminution de la masse tumorale et de l'œdème. Cette phase de stabilisation a duré un an, puis la tumeur a repris sa croissance. Le patient combine désormais notre protocole avec une chimiothérapie.

Cas n° 8 : carcinome métastatique de l'amygdale

En 2021, cette patiente de 60 ans a été diagnostiquée avec un carcinome épidermoïde de l'amygdale localisé, traité par chimiothérapie et radiothérapie conventionnelles ayant entraîné une rémission complète. En août 2023, elle a développé des métastases osseuses et pulmonaires. Elle a commencé le traitement métabolique et le PET-scan a montré une stabilisation des métastases pulmonaires, ainsi qu'une régression des métastases osseuses.

Cas n° 9 : carcinome métastatique du pancréas

Cette patiente de 83 ans présente une tumeur métastatique diffuse dans le péritoine et une tumeur principale du pancréas, diagnostiquée en février 2022. Elle a complété la chimiothérapie palliative (gemcitabine) par un traitement métabolique : bleu de méthylène (150 mg deux fois par jour, puis 250 mg une fois par jour), dioxyde de chlore sous forme de CDS 3 000 (en compresse + 30 ml/jour dilué dans 1 litre d'eau), acide lipoïque (600 mg deux fois par jour), hydroxycitate (600 mg deux fois par jour), régime hypocalorique à faible teneur en glucides et marche (plus de 5 000 pas par jour).

Elle a pris également des compléments alimentaires : L-carnosine, curcuma, berbérine, vitamine C à haute dose (injection), vitamine D3 à haute dose, vitamine K2, oméga-3, magnésium, bétula et quercétine. La tumeur est restée stable.

Ces quelques cas ne sont pas une preuve de l'efficacité du traitement métabolique, et seuls des essais cliniques randomisés pourront démontrer l'intérêt de cette approche. Mais ils semblent confirmer, un siècle plus tard, ce qu'Abraham Jacobi avait observé : des cas disparates de cancer avancé répondent au bleu de méthylène. J'ignore pourquoi cette littérature ancienne a sombré dans l'oubli, mais je peux formuler une hypothèse : à la fin du XIXe siècle, les seuls médicaments disponibles étaient les teintures thérapeutiques et les extraits de plantes. Il est probable que la synthèse de médicaments incolores a fait disparaître les colorants thérapeutiques du champ des traitements possibles.

Conclusion

La médecine, comme la physique, peut se résumer à quelques équations simples. Dresser la carte des maladies exige de faire un détour dans le champ de la physique et des mathématiques. Car les êtres vivants obéissent aux lois de la thermodynamique.

Le bleu de méthylène peut soit transférer des électrons, soit en recevoir, selon l'environnement dans lequel il évolue. Pour traiter le cancer, il faut arracher des électrons à des molécules comme le NADH.

D'où la nécessité de connaître le potentiel d'oxydo-réduction (potentiel rédox) des malades. Pour traiter le cancer, il nous faut des mesures sur son étendue, sa vitesse de croissance, le potentiel rédox et le pH, autant de données indispensables au médecin pour établir son traitement. Ensuite, avec une carte aussi réaliste que possible, nous pouvons trier les options thérapeutiques. Le cancer deviendra alors une maladie banale et donc bénigne, à condition que le traitement soit simple et non toxique. Les médicaments existent et sont facilement disponibles.

J'ai voulu ici réécrire l'histoire du cancer et montrer qu'il ne s'agit pas d'une maladie multifactorielle complexe, mais qu'il est la conséquence d'une diminution de la conductivité électronique provoquant une fermentation. Des essais cliniques rigoureux doivent encore être entrepris pour valider cette hypothèse. Pour l'instant, nous disposons seulement de témoignages de patients qui mentionnent ce qui peut ressembler à un miracle. Mais c'est le fruit d'un travail long et appliqué qui a débouché sur les validations rigoureuses de certaines hypothèses. Et ce résultat peut être expliqué scientifiquement.

Nous avons trouvé une alternative thérapeutique pour le cancer, mais il y en a d'autres. Nos successeurs feront mieux que le bleu de méthylène ou le dioxyde de chlore. Ils inventeront la vraie solution.

L'establishment médical ne répond pas à cette percée. C'est pourquoi nous avons décidé de rendre publiques nos observations. D'autres peuvent réussir là où nous avons échoué. L'argent et la célébrité ne nous intéressent pas. Ce travail n'est pas breveté et chacun est libre de l'améliorer. En 1921, Frederick Banting et Charles Best ont isolé l'insuline du pancréas du porc pour l'injecter à des patients diabétiques, leur permettant ainsi survivre. Puis ils ont cédé gracieusement le brevet à des industriels dont le travail leur semblait respecter les malades. Nous mettons nos pas dans les leurs.

J'ai souhaité écrire un livre lisible par tous et j'ai donc omis les équations, les formules chimiques et les envolées lyriques. Le traitement que j'expose dans ces pages finira par disparaître : le bleu irrite la vessie et tache les vêtements ; le dioxyde de chlore dégage une puissante odeur de piscine. On trouvera mieux, c'est certain. Mais le raisonnement qui préside à son élaboration reste pertinent.

Comprendre et traiter le cancer constitue une révolution. Pour les malades, bien sûr. Mais aussi pour le système de soin et l'industrie pharmaceutique. Des médicaments sophistiqués, hors de prix et d'une efficacité limitée ne peuvent coexister avec des molécules bon marché et probablement plus efficaces.

Un mot encore. Je crois au progrès et en l'homme. Je n'ai pensé qu'au cancer depuis mes études de médecine. Tous mes efforts ont été dirigés vers la quête de guérison ou, au moins, de répit pour les malades. Ce travail est le fruit de l'intelligence humaine et de ses doutes. Mais il fait aussi un pas décisif dans la compréhension du vivant et des lois simples qui nous ont fait naître et prospérer depuis des millénaires.

Annexe

Préparer une solution de dioxyde de chlore

Le dioxyde de chlore (ClO_2) est un gaz synthétique qui n'existe pas à l'état naturel. Lorsqu'il est dissous dans l'eau, il a une teinte jaune verdâtre et une odeur irritante semblable à celle du chlore. Souvent utilisé comme désinfectant, il a également la capacité de neutraliser les odeurs et de tuer champignons (moisissures) et bactéries.

Pour l'obtenir, on mélange du chlorite de sodium ($NaClO_2$) avec un acide. Il se produit une réaction chimique sous forme de gaz : c'est le dioxyde de chlore (ClO_2). Ce gaz peut être capté par l'eau, dans laquelle il se mélange facilement. Ce point est important pour comprendre le procédé de fabrication de la solution de dioxyde de chlore.

Précisons aussi que le dioxyde de chlore est très sensible à la lumière et aux rayons UV. Il doit donc être conservé dans des bouteilles en verre teinté, à l'abri de la lumière et de la chaleur : exposé à une température supérieure à 11 °C, il va s'évaporer. Il est toujours recommandé de le manipuler dans un endroit aéré mais qui n'est pas exposé directement au soleil et d'éviter de l'inhaler, ce qui pourrait irriter les voies respiratoires.

Matériel et ingrédients

- Un bocal en verre avec un joint étanche (du type *Le Parfait*) de 0,5 l.
- Un verre à liqueur qui peut tenir dans le bocal.
- Une pipette graduée (10 ml).
- Du chlorite de sodium ($NaClO_2$) à 25 %.
- Un réactif : acide chlorhydrique (HCl) à 4 % ou acide citrique ($C_6H_8O_7$) à 50 %.

Si vous utilisez de l'acide chlorhydrique à 4 % comme réactif

1. Verser dans le bocal 350 ml d'eau minérale filtrée ou distillée. On peut utiliser de l'eau minérale avec une faible teneur en minéraux (moins de 35 mg par litre, chauffée à 180 °C).
2. Déposer le verre à liqueur dans le bocal : il doit dépasser le niveau de l'eau.
3. Verser dans le verre 5 ml de chlorite de sodium à 25 %.

4. Ajouter dans le verre 5 ml d'acide chlorhydrique à 4 %.
5. Fermer aussitôt le bocal avant de le ranger dans un placard, à l'abri de la lumière. Laisser reposer au moins 12 heures. S'assurer que le bocal est bien étanche pour éviter que le gaz dégagé par la réaction ne s'échappe, ce qui diminue sa captation par l'eau.
6. Observer la couleur du liquide contenu dans le verre à liqueur : il doit avoir la même couleur que l'eau du bocal. S'il reste plus foncé, laisser reposer encore.
7. Quand le liquide a la même nuance que l'eau, placer le bocal au réfrigérateur, en veillant à ce que le liquide contenu dans le verre à liqueur ne déborde pas (les réactifs ne doivent jamais être mélangés à l'eau). Laisser reposer encore 4 heures.
8. Sortir le bocal et le placer dans un endroit aéré, à l'abri du soleil. Ouvrir le bocal et sortir rapidement le verre à liqueur, puis refermer aussitôt le bocal. On peut verser le mélange de chlorite de sodium et d'acide chlorhydrique dans une petite bouteille et l'utiliser comme produit de nettoyage.
9. À ce stade, la solution de dioxyde de chlore contenue dans le bocal est seulement à 1 500 ppm (partie par million). Un autre cycle est nécessaire pour obtenir une concentration à 3 000 ppm.

10. Verser de nouveau 5 ml de chlorite de sodium à 25 % dans le verre à liqueur, puis placer celui-ci dans le bocal, comme à l'étape 2.
11. Ajouter 5 ml d'acide chlorhydrique à 4 %, fermer aussitôt le bocal et le ranger dans un placard, à l'abri de la lumière. Laisser reposer au moins 12 heures (voir étape 6), puis le placer 4 heures au réfrigérateur.
12. Ouvrir le bocal dans un endroit aéré, puis transférez la solution de dioxyde de chlore dans un flacon en verre ambré et la conserver au réfrigérateur. Pour vérifier la concentration de la solution, on peut utiliser des bandelettes réactives.

Si vous utilisez de l'acide citrique à 50 % comme réactif

Vous devez d'abord préparer l'acide citrique en procédant de la façon suivante :

1. Mélanger 100 ml d'eau et 100 g de poudre d'acide citrique dans un flacon.
2. Fermer et agiter plusieurs secondes.
3. Laisser reposer 24 heures, puis secouer à nouveau. L'acide citrique devrait être complètement dilué. Le mélange est prêt.

Voici maintenant comment procéder pour préparer la solution de dioxyde de chlore :

1. Verser dans le bocal 350 ml d'eau minérale filtrée ou distillée.
2. Déposer le verre à liqueur dans le bocal : il doit dépasser le niveau de l'eau.
3. Verser dans le verre 10 ml de chlorite de sodium à 25 %.
4. Ajouter dans le verre 10 ml d'acide citrique à 50 %.
5. Fermer aussitôt le bocal avant de le ranger dans un placard, à l'abri de la lumière. Laisser reposer au moins 12 heures. S'assurer que le bocal est bien étanche pour éviter que le gaz dégagé par la réaction ne s'échappe, ce qui diminue sa captation par l'eau.
6. Observer la couleur du liquide contenu dans le verre à liqueur : il doit avoir la même couleur que l'eau du bocal. S'il reste plus foncé, laisser reposer encore.
7. Quand le liquide a la même nuance que l'eau, transférer le bocal au réfrigérateur, en veillant à ce que le liquide contenu dans le verre à liqueur ne déborde pas durant le transport (les réactifs ne doivent jamais être mélangés à l'eau). Laisser reposer encore 4 heures.
8. Ouvrir le bocal dans un endroit aéré, puis transférez la solution de dioxyde de chlore dans un flacon en verre ambré et la conserver au réfrigérateur.

Remerciements

Ce texte que je porte a été écrit sur de nombreuses années, avec de nombreuses contributions. Je pense d'abord aux patients qui ont eu le courage de tenter l'impossible, puis de rapporter leur expérience.

Sortir de ce qui a été convenu, se rebeller contre l'indicible est un choix difficile tant le prix à payer est important. De nombreux patients ont été exclus du système de soins, car ils refusaient une chimiothérapie qu'ils jugeaient inutile. Ils ont dû se soigner seuls à domicile. Quant aux scientifiques, ils ont aussi payé un lourd tribut.

Ce fut une grande aventure que nous sommes, j'en suis sûr, tous fiers d'avoir vécue – et d'y avoir survécu.

Un merci tout particulier à Elvire Sieprawski, éditrice aux éditions Thierry Souccar.

Notes

1. Chast F. 2005. Les colorants, outils indispensables de la révolution biologique et thérapeutique du XIXe siècle. *Revue d'histoire de la pharmacie*, 348, 487, 504.

2. Couto M. 1908. Les injections endo-veineuses du bleu de méthylène dans le paludisme. *Bulletin de la Société de pathologie exotique*, 1(5), 292-295.

3. Lu g., Nagbanshi M., Goldau N. *et al.* 2018. Efficacy and safety of methylene blue in the treatment of malaria: A systematic review. *BMC Medicine*, 16(1), 59.

4. Dicko A., Roh M. E., Diawara H. *et al.* 2018. Efficacy and safety of primaquine and methylene blue for prevention of Plasmodium falciparum transmission in Mali: A phase 2, single-blind, randomised controlled trial. *The Lancet Infectious Deseases*, 18(6), 627-639.

5. Tardivo J. P., Wainwright M., Baptista M. S. 2012. Local clinical phototreatment of herpes infection in São Paulo. *Photodiagnosis and Photodynamic Therapy*, 9(2), 118-121.

6. Hamidi-Alamdari D., Hafizi-Lotfabadi S., Bagheri-Moghaddam A. *et al.* 2021. Methylene blue for treatment of hospitalized Covid-19 patients: A randomized, controlled, open-label clinical trial, phase 2. *Revista de investigación clínica*, 73(3), 190-198.

7. Altschule M. D., Henneman D.H., Holliday P., Goncz R.M. 1956. Carbohydrate metabolism in brain disease. VI. Lactate metabolism after infusion of sodium d-lactate in manic-depressive and schizophrenic psychoses. *AMA Archives of Internal Medicine*, 98(1), 35-38.

8. Pitts F. N., McClure J. N., 1967. Lactate metabolism in anxiety neurosis. *New England Journal of Medicine*, 277(25), 1329-1336.

9. Sajdyk T. J., Schober D. A., Gehlert D. R., Shekhar A. 1999. Role of corticotropin-releasing factor and urocortin within the basolateral amygdala of rats in anxiety and panic responses. *Behavioural Brain Research*, 100(1-2), 207-215.

10. Bodoni P. 1899. Dell'azione sedativa del bleu di metilene in varie forme di psicosi. *Clin Med Ital*, 24, 217-222.

11. Sainsbury H. 1900. Methylene blue as an hypnotic. *Journal of Mental Science*, 46(193), 376.

12. Naylor g. J., Martin B., Hopwood S. E., Watson Y. 1986. A two-year double-blind crossover trial of the prophylactic effect of methylene blue in manic-depressive psychosis. *Biological Psychiatry*, 21, 915-920.

13. Alda M., McKinnon M., Blagdon R. *et al.* 2017. Methylene blue treatment for residual symptoms of bipolar disorder: randomized crossover study. *The British Journal of Psychiatry*, 210 1), 54-60.

14. Deutsch S. I., Rosse R. B., Schwartz B. L. *et al.* 1997. Methylene blue adjuvant therapy of schizophrenia. *Clinical Neuropharmacology*, 20(4), 357-363.

15. Zoellner, L. A., Telch M., Foa E. B. *et al.* 2017. Enhancing extinction learning in posttraumatic stress disorder with brief daily imaginal exposure and methylene blue: A randomized controlled trial. *The Journal of Clinical Psychiatry*, 78(7), e782-e789.

16. Atamna H., Kumar R. 2010. Protective role of methylene blue in Alzheimer's disease via mitochondria and cytochrome c-oxidase. *Journal of Alzheimer's Disease*, 20(s2), S439-S452.

17. Rodriguez P., Zhou W., Barrett W. D. *et al.* 2016. Multimodal randomized functional MR imaging of the effects of methylene blue in the human brain. *Radiology*, 281(2), 516-526.

18. Wischik C. M. , Staff R. T., Wischik D. J. *et al.* 2015. Tau aggregation inhibitor therapy: An exploratory phase 2 study in mild or moderate Alzheimer's disease. *Journal of Alzheimer's Disease*, 44(2), 705-720.

19. Wilcock g. K., Gauthier S., Frisoni G. B. *et al.* 2018. Potential of LMTM monotherapy for treatment of mild Alzheimer's disease: Cohort analysis as modified primary outcome in a phase III clinical trial. *Journal of Alzheimer's Disease*, 61(1), 435-457.

20. Biju K. C., Evans R. C., Shrestha K. *et al.* 2018. Methylene blue ameliorates olfactory dysfunction and motor deficits in a chronic MPTP/probenecid mouse model of Parkinson's disease. *Neuroscience*, 380, 111-122.

21. Jacobi A. 1906. Methylthionin hydrochlorid in inoperable cancer. *Journal of the American Medical Association*, 47(19), 1545-1546.

22. Rambaud L. 1893. *Du bleu de méthylène en thérapeutique. Application au traitement de l'hyperchlorhydrie* [thèse de médecine].

23. Meyer W. 1893. The results obtained from the use of aniline products in the treatment of carcinoma. *Annals of Surgery*, 18(5), 522-545.

24. Pursell R. T. 1957. Treatment of cancer in dogs by intravenous methylene blue. *Nature*, 180(4597), 1300.

25. Mansfield C. W., Barnett C., Gibbs H. D. 1925. Studies on oxidation-reduction. VIII. Methylene blue. *Public Health Reports (1896-1970)*, 40(23), 1131-1201.

26. Christakis P. 2011. Bicentennial: The birth of chemotherapy at Yale. *The Yale Journal of Biology and Medicine*, 84(2), 169-172.

27. Warburg O. 1956. On the origin of cancer cells. *Science*, 123(3191), 309-314.

28. Racker E. 1982. Otto Warburg in 1932. *Trends in Biochemical Sciences*, 7(12), 448-449.

29. Shay J. W., Werbin H. 1988. Cytoplasmic suppression of tumorigenicity in reconstructed mouse cells. *Cancer Research*, 48(4), 830-833.

30. Szent-Györgyi A. 1963. Lost in the twentieth century. *Annual Review of Biochemistry*, 32(1), 1-15.

31. Attal R., Bakkar A., Bouillaud F. *et al.* 2024. From electrons to cancer: Redox shift as a driving force of tumorigenesis. *Advances in Redox Research*, 10, 100087.

32. Sonnenschein C., Soto A. M. 2008. Theories of carcinogenesis: an emerging perspective. *Seminars in Cancer Biology*, 18(5), 372-377.

33. Attal R., Schwartz L. 2021. Thermally driven fission of protocells. *Biophysical Journal*, 120(18), 3937-3959.

34. Warburg O. (1956). On the origin of cancer cells. Science, 124 (3215), 269-270.

35. Krisko A., Radman M. 2019. Protein damage, aging and age-related diseases. *Open Biology*, 9(3), 180249.

– Slade D., Radman M. 2011. Oxidative stress resistance in Deinococcus radiodurans. *Microbiology and Molecular Biology Reviews*, 75(1), 133-191.

36. Orgel L. E. (2008). The implausibility of metabolic cycles on the prebiotic earth. *PLoS Biology*, 6(1), e18. – Springsteen g., Yerabolu J. R., Nelson J., Rhea C. *et al.* 2018. Linked cycles of oxidative decarboxylation of glyoxylate as protometabolic analogs of the citric acid cycle. *Nature Communications*, 9(1), 1-8

37. Hachiya M., Akashi M. 2005. Catalase regulates cell growth in HL60 human promyelocytic cells: Evidence for growth regulation by H2O2. *Radiation Research*, 163(3), 271-282.

38. Bailar J. C., Gornik H. L. 1997. Cancer undefeated. *New England Journal of Medicine*, 336(22), 1569-1574.

39. Shet T., Agrawal A., Chinoy R. *et al.* 2007. Changes in the tumour grade and biological markers in locally advanced breast cancer after chemotherapy. Implications for a pathologist. *The Breast Journal*, 13(5), 457-464.

40. Bloom H. J., Richardson W. W., Harries E. J. 1962. Natural history of untreated breast cancer (1805-1933). *British Medical Journal*, 2(5299), 213-221.

41. Henry M., Radman M., Benichou L et al. 2022. Singlet dioxygen $^{1}O_2$, its generation, physico-chemical properties and its possible hormetic behavior in cancer therapy. *Substantia*, 6(1), 25-36. — Da Veiga Moreira J., Schwartz L., Jolicœur M. 2020. Targeting mitochondrial singlet oxygen dynamics offers new perspectives for effective metabolic therapies of cancer. *Frontiers in Oncology*, 10, 573399.

42. Amling C. L. 2001. Diagnosis and management of superficial bladder cancer. *Current Problems in Cancer*, 25(4), 219-279.

43. Mulé J. J., Shu S., Schwartz S. L., Rosenberg S. A., 1984. Adoptive immunotherapy of established pulmonary metastases with LAK cells and recombinant interleukin-2. *Science*, 225(4669), 1487-1489.

44. Balduzzi S., Mantarro S., Guarneri V. *et al.* 2014. Trastuzumab-containing regimens for metastatic breast cancer. *Cochrane Database of Systematic Reviews*, 6, CD006242.

45. Kroschinsky F., Stölzel F., Von Bonin S. *et al.* 2017. New drugs, new toxicities: Severe side effects of modern targeted and immunotherapy of cancer and their management. *Critical Care*, 21(1), 1-11.

46. Kearns C. E., Schmidt L. A., Glantz S. A. 2016. Sugar industry and coronary heart disease research: A historical analysis of internal industry documents. *JAMA Internal Medicine*, 176(11), 1680-1685.

47. Welch H. g. 2006. *Should I be tested for cancer? Maybe not and here's why*. University of California Press.

48. Greenstein J. P., Haddow H. 1958. *Advances in cancer research*. New York Academic Press.

49. Tannenbaum A. 1947. Effects of varying caloric intake upon tumor incidence and tumor growth. *Annals of the New York Academy of Sciences*, 49(1), 5-18.

50. Martinez-Outschoorn U. E., Balliet R., Lin Z. *et al.* 2012. BRCA1 mutations drive oxidative stress and glycolysis in the tumor microenvironment. *Cell Cycle*, 11(23), 4402-4413.

51. Schwartz L., Guais A., Chaumet-Riffaud P. *et al.* 2010. Carbon dioxide is largely responsible for the acute inflammatory effects of tobacco smoke. *Inhalation Toxicology*, 22(7), 543-551.

52. Schatz A., Bugie E., Waksman S. A. 1944. Streptomycin, a substance exhibiting antibiotic activity against gram-positive and gram-negative bacteria. *Proceedings of the Society for Experimental Biology and Medicine*, 55(1), 66-69.

53. Pfuetze K. H., Pyle M. M., Hinshaw H. C., Feldman W. H. 1955. The first clinical trial of streptomycin in human tuberculosis. *American Review of Tuberculosis and Pulmonary Diseases*, 71(5), 752-754.

54. Montégut L., Martínez-Basilio P. C., Da Veiga Moreira J. *et al.* 2020. Combining lipoic acid to methylene blue reduces the Warburg effect in CHO cells: From TCA cycle activation to enhancing monoclonal antibody production. *PLoS One*, 15(4), e0231770.

55. Da Veiga Moreira J., Nleme N., Schwartz L. et al. 2024. Methylene blue metabolic therapy restrains in vivo ovarian tumor growth. *Cancers (Basel)*, 16(2), 355.

56. Chan V. W., Tan W. S., Asif A. *et al.* 2021. Effect of radical prostatectomy and active surveillance in prostate cancer. *Cancers (Basel)*, 13(13), 3274.

57. Morvan D., Steyaert J.-M., Schwartz L. *et al.* 2012. Normal human melanocytes exposed to chronic insulin and glucose supplementation undergo oncogenic changes and methyl group metabolism cellular redistribution. *American Journal of Physiology-Endocrinology and Metabolism*, 302(11), E1407-E1418.

58. Kearns C. E., Schmidt L. A., Glantz S. A. 2016. Sugar industry and coronary heart disease research: A historical analysis of internal industry documents. *JAMA Internal Medicine*, 176(11), 1680-1685.

59. Johnson R. J., Perez-Pozo S. F., Sautin Y. Y. *et al.* 2009. Hypothesis: Could excessive fructose intake and uric acid cause type 2 diabetes? *Endocrine Reviews* 30(1), 96-116.

60. Sharman M. J., Kraemer W. J., Love D. M. *et al.* 2002. A ketogenic diet favorably affects serum biomarkers for cardiovascular disease in normal-weight men. *The Journal of Nutrition* 132(7), 1879-1885.

61. Neal E. g., Chaffe H., Schwartz R. H. *et al.* 2008. Ketogenic diet for the treatment of childhood epilepsy: A randomized control trial. *The Lancet Neurology*, 7(6), 500-506

62. Klement R. J. 2019. Wilhelm Brünings' forgotten contribution to the metabolic treatment of cancer utilizing hypoglycemia and a very low carbohydrate (ketogenic) diet. *Journal of Traditional and Complementary Medecine*, 9(3), 192-200.

63. Authier S., Tremblay S., Dumulon V. *et al.* 2008. Acetoacetate utilization by breast and prostate tumors: a PET and biodistribution study in mice. *Molecular Imaging and Biology*, 10(4), 217-223.

64. Israël M., Schwartz L. 2020. SCOT is a vital enzyme for tumors: With reference to carney triad cancers and the ketogenic diet. Trends in Research, 3(1-2).

65. Seyfried B. T. N., Kiebish M., Marsh J., Mukherjee P. 2009. Targeting energy metabolism in brain cancer through calorie restriction and the ketogenic diet. Journal of Cancer Research and Therapeutics, 5(1), S7-S15.

66. Maurer g. D., Brucker D. P., Bähr O. *et al.* 2011. Differential utilization of ketone bodies by neurons and glioma cell lines: a rationale for ketogenic diet as experimental glioma therapy. *BMC Cancer*, 11(1), 315.

67. Khodabakhshi A., Akbari M. E., Mirzaei H. R. *et al.* 2021. Effects of Ketogenic metabolic therapy on patients with breast cancer: A randomized controlled clinical trial. *Clinical Nutrition*, 40(3), 751-758.

68. Lv M., Zhu X., Wang H. *et al.* 2014.Roles of caloric restriction, ketogenic diet and intermittent fasting during initiation, progression and metastasis of cancer in animal models: a systematic review and meta-analysis. *PLoS One*, 9(12), e115147.

69. Nencioni A., Caffa I., Cortellino S., Longo V.D. 2018. Fasting and cancer: Molecular mechanisms and clinical application. *Nature Reviews Cancer*, 18(11), 707-719.

70. Daley A. J., Crank H., Saxton J. M. *et al.* 2007. Randomized trial of exercise therapy in women treated for breast cancer. *Journal of Clinical Oncology*, 25(13), 1713-1721.

71. Eynon N., Ruiz J. R., Meckel Y. *et al.* 2011. Mitochondrial biogenesis related endurance genotype score and sports performance in athletes. Mitochondrion, 11(1), 64-66.